MAKER 0–1
practice and exploration of
innovative education in medical universities

创客 0–1

——医科院校创新教育实践与探索

段俊杰　黄文华　王亚惠　孙俊川　编著

中山大學出版社
SUN YAT-SEN UNIVERSITY PRESS
·广州·

图书在版编目（CIP）数据

创客0－1：医科院校创新教育实践与探索/段俊杰等编著．—广州：中山大学出版社，2019.12

ISBN 978－7－306－06828－6

Ⅰ.①创… Ⅱ.①段… Ⅲ.①医学院校—大学生—创造—研究—中国 Ⅳ.①R－4

中国版本图书馆CIP数据核字（2019）第294336号

出 版 人：王天琪
策划编辑：金继伟
责任编辑：陈文杰
封面设计：曾 斌
责任校对：翁慧怡
责任技编：何雅涛
出版发行：中山大学出版社
电　　话：编辑部 020－84110771，84113349，84111997，84110779
　　　　　发行部 020－84111998，84111981，84111160
地　　址：广州市新港西路135号
邮　　编：510275　　传　　真：020－84036565
网　　址：http：//www.zsup.com.cn　E-mail：zdcbs@mail.sysu.edu.cn
印 刷 者：广州市友盛彩印有限公司
规　　格：787mm×1092mm　1/16　13.75印张　262千字
版次印次：2019年12月第1版　2019年12月第1次印刷
定　　价：68.00元

编 委 会

目　录

第 1 章

医学生创新教育概述

1.1 关于医学生创新教育的主要认识

创新教育就是指在学校教育中，贯彻提高学生创造力的原则，使培养学生的创造性人格、创造性思维和创造性能力成为教育目标重要组成部分的教育思想、教育哲学和教育实践。创新教育，目前常常和创业教育一起，被称为“创新创业”教育。创新教育作为创新创业教育中的重要一环，已经在我国得到了多年的发展，但在医学教育方面，由于对创新人才的迫切需要，医学生的创新素质培养仍然显得薄弱。

1.1.1 创新是当代医学人才的核心素养

当今时代，医学研究的内容不断更新，新知识、新案例呈几何级数增长，技术的更新和发展越来越快，成果的发明和转化周期越来越短，内容的范围越来越大，这些都要求医学人才不断获取新知识、掌握新技术，并且要走在科学研究和临床实践的前沿，这样才能在激烈的竞争中实现职业发展规划。因此，创新能力已经成为医学人才的核心素养。

1.1.2 创新能力培养已写入医学本科生培养的国家标准

由于对创新人才培养的迫切要求，《医学类本科教学质量国家标准》（后面简称《国标》）中写入了对创新能力培养的要求，终身学习意识、综合素质、创新精神和创新能力培养被列入《国标》。

课程设置方面，《国标》要求围绕学生创新精神和创新能力的培养，开设研究方法、学科前沿和创新指导等方面的必修课和选修课。

学生科研方面，要求学校必须将科研活动作为培养学生科学素养和创新思维的重要途径；要求在教学计划中安排学生的科研实践活动，努力开展有利于培养学生科研能力的活动，鼓励设立大学生创新实验项目。

培养计划方面，要求设置创新学分，修满创新学分才能毕业。创新创业活动可折算为创新学分。

《国标》对医学本科生的培养仅做出了基础的规定，因此是医学类院校必须做到的。

1.1.3 医学生创新素质的内涵

关于创新素质的内涵，国内已经形成了比较统一的认识。从《国标》中反复强调的关键词来看，终身学习意识、综合素质、创新精神和创新能力是医学生创新素质培养的重点对象。目前，国内学者对医学生创新素质的内涵的认识较为一致，更深入的研究则提出了医学生创新素质的结构模型。①

一般认为医学生创新素质包括创新意识、创新思维、创新人格、创新知识和创新行为等五个因素。创新意识指的是具备批判思想，敢于挑战权威；创新思维指的是进行创新活动时的思维方式和方法；创新人格指的是创新互动中发挥重要作用的非智力因素，如团队协作、领导力等；创新知识指的是创新活动所需要的专业知识和技能；创新行为指的是创新活动中表现出来的实践能力和动手能力。

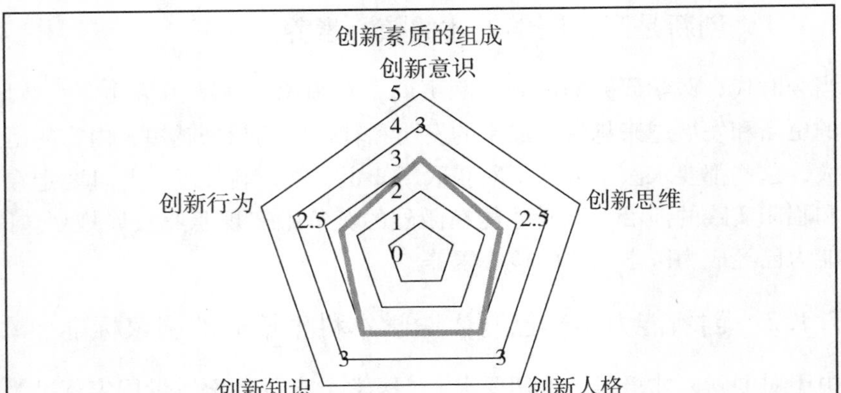

图 1－1　创新素质的组成因素

① 何志芳，刘红宁，朱卫丰，叶耀辉，钟凌云. 医学生创新素质结构模型的构建研究. 中国健康心理学杂志，2012，20（08）：1269－1270.

除了上述认识外，当前国内学者还常常将创新创业能力作为一个整体来评价，从中也能分离出关于创新素质的内涵的认识，基本上能被包含在图1－1描述的因素中，此处不再赘述。

我们持有的观点与上述观点相似，但在更进一步的认识上有一些独到的地方，比如，我们对未来医疗创新人才需要的知识有所预测，拓展了医学生创新知识的内涵。医学生创新知识构成不仅应包括专业知识和必要的人文社会科学知识，还应包括对开源创新下知识产权保护规则的了解，这样才能在开源创新下极大地提高创新的效率和质量。因此，我们将设置专门的课程培养学生如何正确地参与开源时代的创新。为了达到该目的，这个课程必须和当前的创客运动以及创客教育联系起来。

1.2 医学生创新素质的培养途径

从创新素质的内涵出发，培养医学生创新素质应主要从五个方面着手：第一，创新意识培养；第二，创新知识培养；第三，创新思维培养；第四，创新人格培养；第五，创新实践训练。其中，创新意识、创新思维、创新知识的培养可以通过改革教学方法和进行一定的课程设置来进行；创新实践和创新人格的培养必须通过实践活动。但这些主要还停留在理论层面，缺乏实践经验。

1.2.1 教育思想和教学理念方面

传统的医学院校对医学人才的培养主要是“填鸭式”的教学方式，理念和方法都已经落后，但新的教育思想和教学理念尚未树立。

“填鸭式教学”理念被人们批判已久，被认为是导致医学生创新意识淡泊、创新精神淡泊、自主发展意识薄弱、实践能力不强等的重要因素。因此，培养医学生创新素质必须树立知识创新的教育观念，以充分发挥学生在学习中的主体作用为中心，培养学生的主动性、积极性、独立性，充分挖掘学生的潜能，构建以教师为主导和以学生为主体的教育模式。在传授知识和理论的同时，更重要的是训练思维方式与培养创新思维能力。①

1.2.2 课程体系建设方面

根据《国标》要求，医学院校必须建立创新素质培养的相关课程体系。

① 罗丽. 当代医学生创新意识培养的途径探讨. 中国西部科技，2013，12（11）：72－73.

但是，在实践中适合我国医学生创新素质培养的课程体系尚未建立。

从理论上说，应改革公共基础课—医学基础课—临床专业课的传统链式结构，打破学科间的壁垒，以课程间的交叉融合为主线，加强学科间在结构上的练习，丰富常规科目，适当增设新兴学科课程，开设一定的跨学科课程和综合课程。但在实践中，真正满足医学生创新素质培养需求的课程极度匮乏。为此，我们致力于相关课程的研发和实践，致力于增加学生动手实践的机会，以丰富学生的创新活动为目的，着手进行创客技能培训、创新思维训练和引导学生进行各类生物医学类创客项目的制作。用生物医学方面的创客活动来弥补医学本科生科研实践活动不足的短板。

1.2.3 教学方法方面

实践证明，改革教学方法，进行案例教学、PBL 教学、研讨式教学、启发式教学等对培养学生创新素质有独特的优势。因此，各个高校都在进行这方面的努力。

然而，在可参考的经验不多的情况下，盲目进行教改是不可取的。我们应在经验积累的基础上，慢慢开始改革的步伐。因此，目前医学生创新教育在教学方法方面的变化仅存在于各类试点项目。关于主要科目的教学，大多采取保守的教学方法，延续着灌输式的方法和理念。

为了积累经验，我们可以从非主要的教学活动入手，积极开展各类创新性的教学方法，包括慕课教育、翻转课堂、PBL 教学等。但这些教学活动一方面应不增加学生的负担，另一方面应能让学生真正学到对自己的职业规划有益的知识和技能。

1.2.4 配套制度方面

在多年的创新创业教育实践中，普通高校在配套制度方面形成了不少可供医学院校参考的经验。例如，建立健全第二课堂教学制度、设立各类创新基金、建立本科生导师科研制度等。但是，在考试制度和评测体系方面，还缺乏可供参考的经验。

考核方式改革应伴随教学方式改革一起进行，否则会直接影响教学过程的实施以及教学效果的体现。然而，创新素质评价标准尚未在实践中广泛推广使用，因此考核方式只能暂时以书面考试和教师评分为主，具体如何改革考试制度，还应在实践中积累和总结经验。

第2章

国内医学生创新教育体系现状

2.1 当前我国医学创新教育中存在的问题

如前所述，我国高校中的创新创业教育已经发展多年，取得了不少经验，但我国医科类创新教育滞后于普通高校，明显还存在如下的问题：①

1. 重视专业教学，忽视人文素质教育的培养

20世纪以来，特别是50年代以后，人类疾病谱发生了很大变化，心脑血管疾病、精神疾病、肿瘤等非传染疾病发病率明显增加，人们对健康的定义也发生了改变。引发上述疾病的因素包括社会因素、环境因素、心理因素等，医学研究的模式相应地向生物－心理－社会医学模式转变，这提高了对医学人才的人文素质的要求。因此，人文素质关系到医学人才创新知识能力的培养。如果忽视了人文素质教育的培养，医学生将不能适应社会方面的研究，从而对创新活动产生不利影响。

2. 重视专业理论教学，忽略了应用能力和创新能力的培养

传统医学教育采取“填鸭式”教学，由于学科内容多，医学生目前大多一直处于被灌输知识的状态，主要学习方法是背诵和记忆。受困于作为配套制度的考核方式和方法短期内没有合适的替代方案，这个状态在短期内难以改变。

就学习效果而言，填鸭式教学容易造成实践动手能力的短板，使学生容易缺乏应用能力和创新能力。

3. 教学方法单一，缺少创新教育方式方法

创新教育的方式方法正逐步在高校中推广，但在医学院校中还远远不够。医学教育更需要创新教育教学方法。例如，PBL教学方法起源于医学教

---

① 何志芳，付丹. 医学生创新素质的创新教育模式探析. 科技视界，2013（36）：52.

育，尽管在医学教学中更常见，但课堂教学使用的陈旧项目和案例远远跟不上知识更新的速度。在知识爆炸的时代，我们需要更多更前沿的项目来支持医学教育。

2.2　国内医学生创新教育体系

现有的医学生创新教育的体系，主要包括大学生创新创业训练项目、本科生导师制度、创新实践教学、创新学分制度等方面，较系统的方案通常不针对普通学制的本科医学生开展，医学生本科阶段的创新教育仍然是薄弱环节。

2.2.1　大学生创新创业训练项目

大学生创新创业训练项目是当前国内医学生创新教育培养的重要环节。每年高校都会大力引导大学生参加大学生创新创业训练项目，绝大多数高校将参与这个训练项目与创新学分挂钩。这种做法发展至今，结合其他诸如“中国大学生课外学术科技作品竞赛”等各类竞赛，已形成了“以赛促训”“以赛促学”“以赛促教”的模式，被纳入创新人才培养方案。创新创业训练项目分为“创新训练项目”和“创业训练项目”两块，对大学生创新素质的培养的确起到了积极的作用。

由于国家创新创业教育政策的引导，很多高校都建立了“创客工坊”或者“创客实验室”。在这个方面，医科类院校从总体上说发展稍微滞后于普通高校，但在竞赛驱动下也逐步开展了类似的工作。然而，当前的创客活动大多集中在电子信息领域，生物医药类项目不足，当前的创客活动难以对医学生起到有效的训练效果，需要丰富生物医药类训练项目。

2.2.2　本科生导师制度

本科生导师制度源于牛津大学，是指聘请具有较高思想道德素质和业务素质的教师担任本科生的指导老师。我国很多医学类院校都实施了本科生导师制度。导师的重要职责就是对学生进行科研指导，指导学生开展科研活动，有意识地培养学生的科研兴趣、科研能力和创新能力。

导师常常将优秀的本科生吸收进其所在的课题组，让学生观看其从事的科研活动并充当其助手。特别是在大学生创新训练项目发布的时候，导师将指导学生进行选题讨论、申报和开展创新实践活动。当《大学生创新创业训练计划项目指南》或其他重大学科竞赛项目指南发布时，某些导师还会根据学生的能力，并从其承担的学科前沿课题、有关重大研究项目中寻找可由学生独立开展研究的子课题进行立项和指导。

尽管本科生导师制度增加了医学本科生参与科学研究的机会，但与研究生相比，这种机会仍然仅面向少数优秀者，不能满足普及化教育的需求。

2.2.3 创新实践教学

随着大学生创新创业教育的发展，很多学校已经打造了优秀的创新实践教学平台。医学类院校对实践教学的需求更甚，似乎永远处于供不应求的状态。

创新实践教学，即构筑以高水平学科实验室、实验教学中心、大学生创新实践基地等为支撑的大学生创新实践平台，为实施大规模的大学生创新训练提供条件保障。

主要的措施包括：

（1）建立学科实验室、实验教学中心等实验场所向本科生开放的制度。

（2）建设高水平、综合性、全开放的大学是创新实践基地，为大学生进入实验室自由开展创新活动提供条件。当前很多学校建设的创客空间就属于这类基础设施。

（3）建立校企共建的科技园区，让大学生进入其中开展研发项目。这项措施在某些医学类院校（如南方医科大学等）开展得有声有色。

尽管有多重措施保障医学院校创新实践教学的开展，但教学资源终究有限，一旦脱离精英教育的范畴，在面向普及化教育的时候，难免需要寻找新的方式，以对其进行有益的补充。在工科教育领域，清华大学的创客教育为医学教育提供了良好的范例。

2.3 来自清华大学创新教育的经验

2.3.1 “新工科”教育与清华大学的“三创”教学理念

这里，我们提到一个新概念——“新工科”。工科的发展与医学学科的发展类似，都在新的时期发生了重大变化，人们不得不改变传统的教育模式和理念来应对这种变化。“新工科”概念于2016年提出，是今后我国工程教育发展的新思维、新方式。“新工科”的内涵是以立德树人为主要途径，培养未来多元化、创新型卓越工程人才，并对工程人才核心素养提出了新的要求：培养具有家国情怀、创新创业、跨学科交叉融合、具有批判性思维、全球视野、自主终生学习、沟通与协商、具备工程领导力、关心环境和可持续发展、具备良好数学素养的人才。[①] 从这个意义上说，“新工科”对人才核心素养的要求，在很多方面与现代医学对人才核心素养的要求近似，尤其在创新素质方面，创新创业、跨学科交叉融合、具有批判性思维、全球视野、自主终生学习、沟通与协商、具备工程领导力等素养都能划分到创新素质的范畴。因此，“新工科”的人才培养能为我国医学生创新素质的培养提供一定的借鉴。

清华大学是世界闻名的工科类院校，在“新工科”的要求下，清华大学开辟了16500平方米的创客空间“iCenter”，改变了工程训练的模式，建立了从传授学习到以学生为主体、以工程实践和创新实践为基础的创客实践教学体系，在此过程中强调“做中学”和团队协作精神，推行基于项目、基于问题、基于案例的教学和学习方法，培养学生的能动意识。目前，清华大学的“iCenter”已经成为世界上最大的高校创客空间，创客自主课堂和“DIY”辅修课程结合，提供最好的创客教育与创新氛围。

以创客教育的形式对工科学生进行实训培养，是清华大学“三创”融合教育理念的具体体现。“三创”融合即创新、创意、创业融合的教育理念，其中创新教育最为重要。作为创客教育的代表，清华大学于2015年联合全国近六十所院校、十余家企业或机构共同成立了“创客教育基地联盟”，共同致力于创客基地建设与发展、创客教育研究与实践、创客活动推广与深化。

2.3.2 从清华大学创客中心的实践看创客教育的优势

从清华大学创客中心“iCenter”的实践来看，创客教育在培养学生方面至少具有以下五个优势：

（1）有利于“做中学”，增强学生对知识的理解。

（2）有利于用创新实践活动让理工、人文、社会科学相融合，充分释放学生的创新潜力。

（3）是学生为主体、创新为驱动育人理念的具体体现。

（4）能为学生提供个性化的学习环境，提高学习兴趣和动力。

（5）将创客嵌入日常教学体系，有利于联合多个院系共同推出多学科交叉的辅修专业，如智能城市、电子机器人等前沿方向。[②]

2015年，清华大学学生创客们收到了李克强总理的信，李总理勉励学生创客，希望他们不断丰富创客文化，把创客种子在更大范围播撒开来，并表示

---

① 钟登华. 新工科建设的内涵与行动. 高等工程教育研究，2017（3）：1－6.

② 何忠婷. 清华大学打造全球最大校园创客空间. 中国新闻网，2015［2015－10－20］. http://www.chinanews.com/sh/2015/10－20/7579943.shtml.

政府也将会出台更多积极政策，为“众创空间”清障搭台。如今数年已经过去，高校和地方的“众创空间”如雨后春笋般大量建立，但其作用还未真正得到发挥，原因在于缺乏相应的内容，尤其是培训课程的缺乏让创客工具闲置，让创客技能得不到教学和传播，创客文化无法生根发芽。

创客空间的生命力，来源于创客群体的壮大和创客文化的传播。清华大学在“新工科”教育方面已经为我们做出了典范。从清华大学的实践可知，在“新工科”工程人才核心素养的培养中，创客教育提供了丰富的教学方法、实训内容和个性化发展的学习环境，有利于推出学科交叉辅修科目，这些都是医学生创新教育所需要的。我们有理由相信，将创客教育引入医学生创新素质教育中能起到积极的作用。

第3章

创客教育与创新教育

3.1 创客运动及其理念

3.1.1 创客和创客运动

“创客”一词源自英文“maker”。一般来说，国际上所说的“创客”特指一批应用互联网和最新工业技术来从事个性化生产的人，他们具有创新、实践、分享、协作的精神特质，并且具备互联网时代的“开源”理念。“创客运动”是一种潮流，指的是世界各地的创客群体急速扩大，至今已经成立了很多创客空间和创客社区，开展了广泛的交流和活动。“创客运动”是一个必然的趋势，克里斯·安德森称其为“新工业革命”①，并认为“创客运动”能给国家和社会注入创新的活力，能应对由于“需求长尾”引发的未来制造业的变革。正因为如此，很多国家都支持和推广“创客运动”。我国近年来也出台了不少政策支持“创客运动”和“创客教育”，但就普及程度和发展氛围而言，国内“创客运动”仍然远不如国外的发展势头强劲。

“创客运动”在技术上和生产方式上具有以下三个特点②：

（1）人们使用数字桌面工具设计新产品，并制作模型样品（“数字DIY”）。

（2）在开源社区中分享设计成果，开展合作，已经成为一种文化规范。

（3）如果愿意，任何人都可以通过通用设计文件标准将设计传给商业制造服务商，以任何数量规模制造所设计的产品，也可以使用桌面工具自行制造。两种途径同样方便，大大缩短了从创意到创业的距离，作用不亚于互联网

---

① 安德森. 创客：新工业革命. 萧潇，译. 中信出版社 2012 年版.

② 安德森. 创客：新工业革命. 萧潇，译. 中信出版社 2012 年版.

为软件信息和内容带来的革新。

创客运动的发展成熟，表现为创客生态链的逐步形成。作为创客生态链的重要环节，创客空间由车库演变而来，从星星之火已发展成燎原之势。创客空间是创客从事创作活动和进行交流的场所。从民间自发的在车库创建这类具有加工车间、工作室功能的场所，到政府和机构有目的地引导建立创客空间经历了几十年的时间。最早的创客空间发端于 Fab Lab（微观装配实验室）和 Living Lab（生活实验室），二者均源自麻省理工学院。

Fab Lab 和 Living Lab 为创客空间的发展奠定了基础，并因政府、研究机构的引导而获得较大发展，由此也带动了更多的草根创客自发创建创客空间。[①] 创客空间的发展十分迅速，自 2001 年第一间 Fab Lab 落地，截至 2011 年，全世界已经有了 1000 多个创客空间。2012 年，美国奥巴马政府还计划在 4 年内在美国 1000 多所学校引入创客空间，配备 3D 打印机和激光切割机等数字制造工具，旨在培养新一代系统设计师和生产创新者。据统计，截至 2015 年，全世界已建立的知名创客空间超过 1900 家。[②]

2010 年，上海建立了中国第一个创客空间——“新车间”，随后中国也兴起了一股“创客”的潮流，如今仅上海就有 100 多个创客空间。自上海“新车间”后，“创客运动”在深圳、北京、杭州等地生根发芽。2015 年，李克强总理访问深圳市“柴火创客空间”，并提出了“大众创业，万众创新”的口号，让“创客空间”在全国遍地开花。我国大多数高校中也建立了创客空间，目的是为了培养学生的创新素养，但美中不足的是，很多高校创客空间目前还缺乏充实的内容，很多创客空间没能发挥出应有的作用。

Fab Lab 和 Living Lab

Fab Lab 是一个能够完成低成本制造实验、快速建立原型的平台环境，最初于 2001 年由波士顿的麻省理工学院（MIT）比特和原子研究中心主任 Gershenfeld 倡导建立。Fab Lab 的最初灵感来源自 1998 年 Gershenfeld 教授在 MIT 开设的一门课程“如何能够创造任何东西”，这很快成为他最受欢迎的一门课。创造自己想象中的事物激发了学生们的积

① 雒亮，祝智庭. 创客空间 2.0：基于 O2O 架构的设计研究. 开放教育研究，2015，21（4）：35－43.

② 安德森. 创客：新工业革命. 萧潇，译. 中信出版社 2012 年版，第 24－26.

极性，这让 Gershenfeld 教授认为与其让人们接受科学知识，不如给他们装备、相关的知识以及工具让他们自己来发现科学，这便是 Fab Lab 创建时的理念。如今，类似 Fab Lab 的实验室在全球各地已有数十家，用户在其中进行创新开发，每个开发过程和成果都会通过各种途径进行共享。

Living Lab 是一种创新研究方法，也是一类创新实验环境。Living Lab 最初由麻省理工学院媒体实验室和建筑与城市规划学院的 William Mitchell 教授于 1995 年提出，他创新性地将原来纯粹实验室环境中的研究搬到近似生活的情境中，认为“Living Lab 是一种在不断变化的真实生活情境中，进行体验、原型设计、验证，并不断优化复杂解决方案的研究方法”。芬兰学者 Niitamo Veli-Pekka 在麻省理工学院做访问学者期间接触到 Living Lab 的概念，并引入欧洲，Living Lab 的内涵在欧洲得到了发展，并于 2006 年被欧盟正式推广，形成了第一批 Living Labs 网络。如今，Living Lab 已成为欧盟知识经济中颇具激发性的模式之一，其内涵不仅是一种提倡用户参与设计的实验环境，还是一组以用户为中心的创新方法集，更凭借其服务形成了一种生态系统。

3.1.2 创客文化和理念

除了技术上和生产组织方式上的变化，“创客运动”的发展还伴随着一种“创客文化”的传播。这种文化起源于“车库文化”“硅谷文化”等，是培育创新文化的肥沃土壤，因此，在高校中推广创客运动，不仅有利于让学生掌握创新的技能，而且对形成良好的创新文化氛围有莫大的助益。

创客活动被认为是一种创新的模式，一种消融了创新的边界，让用户成为创新动力、创新主体的模式。创客们“玩创意”的同时，将产生有商业价值的创意和产品，创客们以好玩为目的的时候，顺理成章地完成了创新乃至创业。当我们致力于营造创新氛围时，要重视文化的培育。创客运动的发祥地有着“车库文化”等创新文化的沃土，惠普公司、苹果公司等 IT 巨头，都是起源于“车库”。

惠普的十一条“车库军规”

1. 相信你能改变世界；
2. 随时随地迅速完成工作，不要把工具锁起来；
3. 知道什么时候独立工作，什么时候分工协作；
4. 分享你的工具和点子，信赖你的同事；
5. 不要有公司政治，不要官僚；
6. 只有客户能决定你工作的好坏；
7. 努力寻找解决问题的不同方法；
8. 每天做出一点成绩，没有成绩不要离开车库；
9. 激进的想法往往不是坏想法；
10. 相信团队的智慧可以做成任何事情；
11. 发明创造。

从惠普的“车库军规”中，我们可以粗略地总结出创客理念的五个方面：第一，随时动手造物，有创意就马上实现；第二，重视和相信团队合作，懂得正确地分工和协作；第三，懂得信赖同事和分享创意；第四，无论好坏，敢于尝试；第五，重视创新，要努力寻找解决问题的不同方法。这些，都是我们在创新中最需要的品质。

3.2 创客教育方法对培养创新素质的作用

创客教育是一种塑造全人发展的成功教育。创客教育的核心理念：通过动手实践培养学生的创新意识、创新思维和创新能力，帮助学生解除课堂上带来的约束，包括认知约束、课程约束、才能约束、领域约束和变化性约束。①

实现上述核心理念的途径，主要是提倡在“做中学”，完成让“劳心者劳力，劳力者劳心”的过程，在创作的过程中实现让学生对知识和技能进行体验，进而掌握知识和技能，达到“手脑双全”的教育效果；从教学方法上看，创客教育主要使用“项目学习”的方法，这种方法具备一定的新颖性，可激发学生的学习热情，能够锻炼学生调用各种资源、分工协作、时间管理等能

① BEHETTO R A，KAUFMAN T C. 培养学生的创造力. 陈菲，周晔晗，李婀，译. 华东师范大学出版社 2013 年版.

力，培养分享和协作的精神，学习结果表现为现实的创客作品，很容易产生成就感，促进实现知识的内化和情感的体验。正因为如此，创客教育能实现全人发展，通过项目实践，可实现科学与艺术相结合，逻辑思维与形象思维相结合，整体性思维与系统思维相结合，从而能够培养和提高创新人才的基本思维品质。① 另外，创客教育常常将课堂翻转，将讲授知识放在课外，课堂的时间主要用于讨论、答疑以及项目制作，这不仅有利于将更多的时间用于思维训练和实践训练，对于形成终身学习的品质也会有所助益。

3.2.1 PBL 教学方法

PBL 教学，即 problem-based learning，也称作问题式学习，最早起源于 20 世纪 50 年代的医学教育。也有把 PBL 解释为 project-based learning 的，即项目式学习。无论做何种解释，PBL 教育和学习理念都是创客教育所提倡的。因为创客们都是在“做中学”，在实践中来掌握知识，通过循序渐进地制作各种项目去逐步掌握知识。

这种做法的好处是，一旦学会了就能实际应用，与实践无缝衔接，有利于动手能力的培养和及时实现自己的创意。PBL 教学方法与传统教学方法主要有以下三个区别：

（1）传统教学方法主要以教师传授为主，以教师为中心；PBL 教学理念则以学生为课堂的主导，教师作为辅助，让学生主动学习，有利于形成终身学习的习惯和能力。

（2）传统教学方法以知识传授为主，而 PBL 教学理念以实践为主。以学习木工为例，如果是传统教学，则可能首先教授怎么使用锤子、钉子等工具，然后才去教学生怎么去制造桌子、椅子。直到教学结束，学生还没把桌子、椅子做出来。而 PBL 教学则直接带学生去制造桌子、椅子，在这个过程中使用到锤子和钉子的时候就教如何使用锤子和钉子，教学活动结束时，学生已经学会制造桌子和椅子了。由此不难发现，PBL 教学方法以实践为主线，不仅学习知识的顺序与传统教学有区别，达到的效果也不同。医学教育由于特别强调实践，PBL 教学方法源自医学教育也就顺理成章了。

（3）PBL 教学相对于传统教学，更有利于打破课堂上的各种约束。比如，通过动手实践，打破认知约束；通过学生的合作解决问题，打破才能约束；通过复杂项目中各类问题的解决，打破学科领域的约束等。

---

① 祝智庭，雒亮．从创客运动到创客教育：培植众创文化．电化教育研究，2015，36（7）：5－13.

总之，PBL 教学模式在人才培养方面具有较多独特的优势，被认为能更好地满足转型的医学模式的需求①。我们在医学教育中，对 PBL 教学方法的应用仍然需要总结经验和规律，因此，创客教育中 PBL 教学方法的应用也能提供有益的经验。在培养医学生创新素质方面，PBL 教学方法也是不可或缺的。

3.2.2 “翻转课堂”

在创客教育中，与 PBL 教学相配套的教学方法是“翻转课堂”。“翻转课堂”即“inverted classroom”，是指重新调整课堂内外的时间，将学习的决定权从教师转移给学生。在这种教学模式下，在课堂内的宝贵时间内，学生能够更专注于主动的、基于项目的学习。这需要学生在课前完成自主学习，他们可以看视频讲座、听播客、阅读功能增强的电子书，还能在网络上与别的同学讨论，能在任何时候去查阅需要的材料。

实施“翻转课堂”有诸多好处。第一，学生在通过视频进行学习时，遇到难理解的地方可以重复不断地回放视频，直到理解为止，而在课堂教学中，为了保证大多数人的进度，教师不能做过多的反复讲解。第二，课堂教学的时间是宝贵的，如果只用于解答疑难，容易的部分由学生自行去掌握，这无疑可达到很高的学习效率，因此翻转课堂又被称为“高效课堂”。第三，将学习的主动性交给学生，才能真正培养学生终身学习的意识和能力。实施“翻转课堂”的问题与其好处一样多，最重要的是如何确保学生学习的主动性和积极性。

对于医学教育而言，“实践”环节是非常重要的，往往也是问题最多的环节，我们永远不能依靠课堂讲授去预测实践中可能出现什么问题。因此，将宝贵的课堂时间尽可能多地用于实践训练，是提高学习效率的最直接的途径。“翻转课堂”无疑非常适合医学教育，而其将学习决定权交给学生的做法尤其适合用于培养学生创客，对提高学生自学能力，形成终身学习的意识有助益。“翻转课堂”的主要目的，是提高课堂教学的效率，将更多时间用于研讨、分享、制作等创新活动，从而让课堂教学能更有针对性地培养学生创新素质，而不是用于灌输知识。

---

① 程湘，陈正琼，谢荣凯. 新医学模式下的医学教育方向. 西北医学教育，2005，13(1)：21－22.

3.3 创客时代“开源创新”模式对提高创新素质的意义

创客时代的创新提倡“开源”，即开放源代码等设计资料，让任何人都能复制和改进。开源是一种高效率的创新模式，开源创新使创客产品的研发周期大为缩短，研发成本大为降低。比如一个无人机项目，如果用传统的研发方式，可能需要一个团队花费几个月的时间才能研发出来，而在开源社区，可能只需几个人，花几个星期的时间就能够做出产品来了。低成本、高效率即开源创新的优势所在。传统的闭门创新模式相对于开源创新而言无异于闭门造车，效率和成本都不是个人创客所能够接受的。开源创新是相对于闭源创新的一个概念，开源不是不尊重知识产权，而是对知识产权制度的一种创新。作为一个创客，必须了解开源创新的规则，否则容易侵犯他人知识产权，不仅不利于个人事业的发展，更不利于整个社会创新文化的推动。开源创新是一种趋势，未来的创新活动一定会越来越多地涉及开源创新的模式，因此，了解开源创新的运作方式和有关规则，将极大提高创新活动的效率，从而对创新能力的提高起到重要的作用。

3.3.1 开源创新的由来

开源，即开放源代码、信息共享和自由使用。开源创新方式最初源于“自由软件运动”。后来，有人不喜欢使用“自由软件”这种说法，发明了“开源软件”这一术语。开放源代码软件（open source software，OSS）是指一种公开源代码的软件。用户可以修改、使用、拷贝、分发软件的源代码。

开放源代码软件有以下特点：

（1）开放源代码软件一般是免费发布的，可以在互联网上自由下载，用户无须缴纳使用许可费用。尽管如此，开源软件并不抵制商业收费。

（2）开放源代码软件由一个核心组织领导，通常由一个很大的开源社区在互联网上协作开发完成。这种“集市”式的开发模式使其通常拥有比封闭源代码软件更高的质量。

（3）用户可以得到软件的源代码，更容易根据自己的特殊要求，进行定制。

（4）开放源代码软件的生命周期不依附于某个公司，因此有更强的生命力。

除了开源软件，还有开源硬件。开源硬件是指用与开源软件相同的方式设计计算机和电子硬件。开源硬件设计者通常会公布详细的硬件设计资料，如机械图、电路图、物料清单、PCB 板图、HDL 源码、IC 版图，以及驱动开源硬件的软件开发工具包等。作为开源文化的一部分，开源硬件是受开源软件的启发而确立的，并扩展了开源的概念。

开源硬件的出现可以追溯到 20 世纪 60—70 年代，其正式确立源自 1997 年发起的开源硬件认证计划，其目的是为了让硬件制造商能够自行认证他们的开放硬件产品，该计划允许用户为设备更换操作系统，同时确保即使制造商倒闭，仍有人为设备编写新的软件。1998 年，荷兰人雷纳德·博朗茨在互联网上建立了第一个开源硬件协作项目组，之后创立了开源社区，关注数字模块中的知识产权核部分，这个开源社区成了当时世界上最大的开源硬件社区。然而，由于半导体产业的特殊性，即使开源硬件在设计上已经没有障碍，但由于流片和生产成本过高，又无法通过规模生产来降低成本，因此，开源硬件的发展一度身处困境，一些最初的开源硬件项目一度难以维持。①

21 世纪初，随着 FPGA 的发展和 SoC 设计的出现，嵌入式系统市场快速扩张，这使开源硬件一度面临的流片和生产成本过高的问题得以解决，从而刺激了开源硬件的发展。Arduino 开源硬件开发平台即产生于这个时期。Arduino 开源硬件平台的出现，电子类创客拥有了设计和开发、实现创意的简单而又便宜的平台工具，从而使开源硬件得到蓬勃的发展。如今，开源硬件作为一个产业，已经走上了成熟发展的道路。

3.3.2 开源创新下的知识产权保护规则

在知识产权保护方面，面对各种侵权，开源软件和开源硬件开始利用专利制度来应对，主要包括：

（1）鼓励先申请软件专利后再自由地在软件许可证下发布，即申请专利做防御。

（2）尽早将开发的发明思路在公共论坛上发表。

（3）在技术上使软件更容易剔出侵权代码。

（4）在出现专利侵权诉讼时，开源社区一起提供能有效推翻其专利权的证据。

---

① 雒亮，祝智庭. 开源硬件：撬动创客教育实践的杠杆. 中国电化教育，2015（4）：7－14.

GNU 及 GNU 授权规则

Richard Matthew Stallman 于 1985 年 10 月建立了自由软件基金会 (free software foundation, FSF), 其理念正如其名, 即 "free as in freedom", 其使命是运作 GNU 项目。GNU 是 "GNU's not unix" 的递归缩写, GNU 在英文中原意为非洲牛羚, 发音与 new 相同。GNU 本身与非洲牛铃没有实质上的关联含义, 它只是命名者 "心血来潮" 的产物, 但这并不妨碍非洲牛羚成为 GNU 的标识。

在 GNU 工程中, 通常使用 Copyleft 授权。Copyleft 是将一个程序成为自由软件的通用方法, 同时也使这个程序的修改和扩展版本成为自由软件。私有软件开发者用版权 (Copyright) 剥夺了用户自由的权力, Copyleft 是相对 Copyright 而言的, 是对 Copyright 的一种颠覆和扬弃。Copyleft 克服了那种将知识产品完全看作私人物品的狭隘思维, 它不仅契合知识本身要求创新和传播的本性, 而且契合于人追求自由的本性。Copyleft 所主张的自由软件不是指免费软件, 而是指给使用者自由运行、拷贝、学习、修改和改进软件的权利。具体地说, 就是学习程序如何工作; 修改, 使之适合你的需要; 散布, 使你和你的邻居、朋友共享软件; 改进程序, 使你的改进公之于众, 使整个社会受益等权利。Copyleft 是消费者主权, 它还有消费者权益保护、隐私权保护、知识共享、消费资本化等理念。这表现在软件质量与安全保护、消费者信息保护、用户选择权保护等方面。

Copyleft 是一个广义的概念, 有许多形式可以将其细化, 具体的条款包含在 GNU 通用公共许可证、GNU 宽通用公共许可证 和 GNU 自由文档许可证里。

最知名的自由软件协议是 GPL (general public license, GNU 通用公共许可证), 核心内容是软件的源程序可以自由流通, 软件公司不应该把源程序据为己有, 或借发行编译过的软件赢利, 软件公司要赚取的应该是系统集成和服务的费用。

3.3.3 开源创新的注意事项

知识产权问题是创新过程中必然会遇到的问题, 有优秀的知识产权支持, 无疑将产生优秀的创新作品。开源创新允许我们使用别人的优秀创意, 从而为创新活动提供很多便利。因此，掌握开源创新的规则将是未来创新素质的重要组成部分之一。由于主题的限制，我们不方便专门阐述开源创新下的知识产权问题，只提两点需要格外注意的事项：①

第一，要注意开源项目本身存在的问题，包括持续性问题、版本问题、知识产权问题、服务问题。

第二，使用开源项目，我们应避免如"搭便车"和侵权等不当行为。搭便车"行为指的是通过开源社区免费获得他人的智力产品，而不愿意再去开发新产品和从事创新活动。这种行为破坏了社会创新、激励机制，对社会创新的热情产生不利影响。侵权行为主要是指侵犯他人知识产权，也有可能因为开源社区发布了含有侵权内容的源代码，而导致开源项目本身也涉及侵权。

其他更详细的注意事项，诸如开源作品的著作权归属问题、开源作品的侵权问题、怎样做才能符合开源作品的使用规范等，都需要大家在创客学习的路上慢慢摸索和体会。在创客教育和创客学习中，对提高创新素质有重要意义的一项便是对开源创新的了解和运用。对于医学生而言，不仅能够在医学相关的软硬件方面找到开源项目。另外，有一类"生物创客"也秉持着开源的理念，这为医学生的创新素质教育提供了契合专业领域的途径。

3.4　生物医学创客教育：医学生创新素质培养的新途径

开源创新不仅在电子信息类创客中流行，随着创客运动的发展，创客们把"DIY"从信息科学领域拓展到其他方面，催生了另一种类型的创客——生物创客。

生物创客，又被称为"DIY"生物学家、车库生物学家。随着生物科学的普及，生物工程成本的日益降低，生物科学研究也逐步走向开放。生物创客的出现基于这样一个理念：生物科技不能由少数专家所垄断，人人都能够研究生物科技；政治和官僚主义不应成为生物学的有益发现转化为有益应用的阻碍，既然高校、公司等在进行生物科学研究时受到一定的束缚，那就把它变成"大众科学"，在民间推广"DIY 生物学"。计算机科学、遗传学、工程学等学科的快速融合，使人们研究生物科技更为方便。

生物创客一般由爱好者组成，他们研究生物科技大多不是为了赚钱或者创业，而是为了探索生物科技的奥秘，利用生物方面的技术来进行各种创造。和

① 熊瑞萍，万江平. 开源软件的突围之路——关于开源运动的若干思考. 科技管理研究，2009，29（3）：252－255.

创业中的创客不同，生物创客们怀着对科学的热情来参与研究，而不是为了谋生。生物创客有不少来自名校的生物科技专业，他们接触“DIY 生物学”，可能只是想把生物科技的科研工作搬到家里，以免受到过多的限制和监管。一些生物创客认为，生物创客活动正是因为“非正式，不受监管”，才得以蓬勃发展。和普通的创客活动一样，生物创客活动不仅是对创新能力的良好训练，还可能孕育出“从车库中走出来的伟大生物科学家”。

3.4.1 生物创客的开源理念

生物创客的概念起源于“DIYbio 运动”，它认为发现和创造是每一个人的权利，推崇资源共享和反商业化。“DIYbio”组织由考威尔等人发起，这些人认为生物技术非常重要，不能只由专家进行研究。生物创客们用优美、有创造性、独立的设计方案来研究生物学，这个方案被称为“黑客方案”。他们解决问题不需要任何高端的实验室设备、政府资金支持或者同行评议。

生物创客持有“开源”理念，包括以下两个方面：

1. 生物科研设备的“开源”

“开源”意味着低成本。同创客变革制造业一样，生物创客用开源的科研设备让人人都有机会探索生物科学而不依赖昂贵的实验室设备。买不起适合的工具是限制科学家独创性的人为约束，长久以来，做生物技术的花费远远超出爱好者的经济负担能力，而“DIY”生物技术以及开放型制造设备的出现，让生物创客们有机会“DIY”廉价好用的仪器设备。各种创客空间的出现，让生物创客只要支付少量的会费就能使用数控制造设备，如激光雕刻机、激光切割机、3D 打印机、数控车床、开源硬件等。

生物创客们在创客空间内可以制造他们想要的设备，他们的目标是让生物科学研究的工具越来越便宜。设计仪器设备，并让它们开源，是实现上述目标的主要途径。以 PCR 仪为例，在基因剪切实验中，PCR 仪是常规必需仪器，虽然厂家要价很高，但每个实验室都乐于支付。这对个人而言不是件好事情，于是杨科夫斯基等人合作，用 Arduino 制作了一个开源 PCR 仪，并开发了控制软件来优化反应，使错误率最少。开源 PCR 仪的成本仅 400 美元，大大低于原先 PCR 仪几千美元的厂家报价，而且由于是开源的，因此任何人都可以下载图纸和程序自己制作并组装。

2. 生物技术的开源

生物技术开源的想法源自对癌症治疗的思考。癌症是一种“个性化”很强的疾病，每一个患者的癌症可能都不一样，但人们总是希望用同一种药物去治疗每个患者的癌症，这显然是不精确的。生物创客们的想法是，让每一个癌症患者都有能力了解自己的癌症，并自己决定哪种药物对自己有效。于是，基因检测的技术被开源放到了网上，患者可以自己动手进行癌症的基因检测。和车库文化如出一辙，生物创客领域出现了“厨房研究院”，因为很多实验都可以在厨房中进行。

生物创客起初大部分来自美国，如今已遍布世界各地。开源使“DIY 生物学”得到了很快的发展。过去，基因克隆和基因排序需要花 3 年时间，整个过程足以让研究者获得博士学位。现在，完成这样的任务缩短至不到 3 天。网上已经能买到用于放大 DNA 的机器以及用于制造、控制和黏合 DNA 的化学制剂。过去，读取 100 万个 DNA 碱基对的费用大约 10 万美元，如今只需约 10 美分。“DIY 生物学”带来的便利，已经让人们研究生物科技的梦想成真。

3.4.2 让生物创客教育成为医学生创新素质培养的新途径

如前所述，创客教育在教学方法和理念上对提高学生创新素质有所助益，也正因为如此，创客教育能为我国创新教育发展提供一条新路径①。此外，对于医学生而言，创客运动中兴起的生物创客，在医学领域产生了很多开源项目，为医学生创新实践提供了丰富的素材。为此，我们设想用创客教育的方法，培养一批生物创客，让学生有能力运用生物创客的技术和开源项目进行医学领域类的创新活动，从而提高医学生的创新素质。

传统的生物科学研究成本高昂，生物创客的开源项目已经让很多设备的成本大为降低，某些方案将实验效率大大提高，这些都是值得我们学习和推广的。生物科技不仅仅与生物学有关，而且与电子工程、机械工程等学科有融合，在生物创客的实践中也常常应用到电子类、机械类的知识。因此，熟悉各种开源“DIY”生物仪器设备的制作，例如电子烘干机、离心机等，都需要有电子类、机械类创客的基础，需要我们从电子类、机械类创客开始做起，从学习如何使用创客工具造物开始。

为此，我们尝试从开源硬件教学开始，培养学生的创客技能，有针对性地对创新素质进行训练和培养，逐步培育创客文化。最后，通过学生参与各类生物创客活动来切实提高创新能力。同时，我们尽量采用医学领域相关的训练项目，设法让学生掌握的技能对其专业技能和职业生涯的发展能够起到积极的作用。

生物创客在我国是一个新兴事物，尚未有人摸索出利用生物创客培养医学

① 杨刚. 创客教育：我国创新教育发展的新路径. 中国电化教育，2016（3）：8－17.

生创新能力和创新素质的模式。工科教育方面，清华大学已经带头走出了一条值得推广的路子，为我们树立了榜样。医学教育方面，希望我们能够交出一份令人满意的答卷。

第 4 章

Arduino 开源硬件概述

4.1 Arduino 开源硬件平台简介

Arduino 创始人是一位意大利的大学教师 Massimo Banzi，最初为方便艺术系的学生制作交互作品而设计。Massimo Banzi 发现，很多学生在做项目的时候，CPU 的选择是一个大麻烦，而且很多与创意无关的基础工作需要重复进行学习，很浪费时间，不利于学生进行创作。于是他和几个同事在 2005 年左右推出了一种模块化的 CPU 板，并且对软件和调试流程进行了大幅度的简化，以方便理工科专业以外的学生和爱好者进行创意设计，他们给这个小系统取名叫 Arduino，而且把它开源放到了网上。这种方案一经推出，就得到学生的好评，并且很快传遍了全世界，经过十多年的发展，Arduino 已经成为世界上最大的开源硬件平台。

Arduino 平台实际上是 AVR 指令集的单片机系统。单片机通常用于工业生产的控制、生活中与程序和控制有关（如电子琴、冰箱、智能空调等）的场合，适合用于设计各种交互式系统，Arduino 当然也能用于这些用途。Arduino 使用 C 语言来开发，而且封装了很多复杂的概念，提供了丰富的库函数，因此不需要我们再去关心某些单片机编程的烦琐细节，开发工具简单易用，简化了工作流程，适合老师、学生和业余爱好者使用，也是创客们常用的创作工具。

Arduino 系统和传统的单片机板相比，主要有以下三点不同：

第一，简单。Arduino 团队当初的设计初衷是为了让艺术和设计院校的学生学会用计算机进行艺术创作，因此对硬件设计和软件调试环境以及设计流程都进行了简化，对许多复杂的概念进行了封装，非常适合外行人进行学习。

第二，模块化。Arduino 提供了丰富的库函数，而且是开源的，很多函数和程序都能直接拿来使用。相对而言，用传统的单片机设计产品，就像是用泥沙和水来盖房子，必须学会盖房子的很多基础知识，熟悉各种原理和工具的使用，然后需要很多人花很长的时间才能盖出一个像样的房子。Arduino 对各种软硬件组件进行了封装和模块化，就好像是用乐高积木来盖房子，简化了工作流程，避免了重复性的基础工作，能为创意环节留出更多的时间和精力。实现同样的功能，传统单片机开发可能要花几个月时间，而用 Arduino 可能几天就完成了，因此 Arduino 非常适合创意的快速实现和概念的快速验证。

第三，开源。传统的方式在做设计的时候，往往需要注意不能侵犯别人的知识产权，同时也要注意防范自己的技术被别人抄袭。而开源的理念就是知识共享，我们可以从开源社区里找到已经做好了各种设计与创意进行学习或者应用。当水平提高了之后还可以进行优化和扩展，从而实现自己的新创意，并且把自己的成果继续分享出去，实现“人人为我，我为人人”。传统设计方式在开发高科技产品（比如机器人、无人机、人工智能等产品）的时候往往需要大量的高科技人才，经过很多年的积累，花费大量资金才有可能成功。而在开源社区中，这些高科技产品可能只需要两三个人的团队，在短短几个月的时间就可以做出原型机了。

正是由于以上三个方面特点，Arduino 才成为世界上最大的开源硬件平台，成为创客们喜爱的创意实现工具之一。Arduino 平台入门的门槛低，功能方面的“天花板”高，因此非常适合创客们用于“造物”。叫主人给自己浇水的植物、Arduino 卫星、可穿戴智能手表等，都可以用 Arduino 来实现。在 Kickstarter 众筹平台上，Pebble 创造了全世界第一款专业智能穿戴手表，筹集到 1000 万美元，创造了众筹界的神话。

Kickstarter 模式和创意产业

Kickstarter 是一个创意方案的众筹网站平台，于2009 年4 月在美国纽约成立，主要致力于支持和激励创新性、创造性、创意性项目的小额资金筹集，通过人们在网上发布自己的创意方案，筹集用户的大众资金。

相比于现在十分成熟的 VC、PE 行业领域，大规模的资金投入与全方位的行业研究对于小型的创意创业产业来说太过于大材小用，Kickstarter 的诞生，恰好弥补了这一行业领域的空缺，为每一个有想法的项目提供一种可行的资金来源，Kickstarter 2012 年总融资 3.2 亿美元，投资人数为220 万人，2012 年所有项目中，44% 成功获得所需要资金。[①]

① 胡思谊. 基于 Kickstarter 的众筹模式研究. 教育研究（教研版），2013.

在Kickstarter上，人们将自己的创意项目、预期筹资金额、预期筹资时间等信息发布到网上，创意项目会事先经过Kickstarter员工的审核和筛选，再通过Kickstarter对公筹集资金，由用户决定投或者不投，并且有从15美元到10000美元一共7个级别的限制。如果在筹资时间之内总筹集资金达到最初目标，这个项目就是竞标成功，筹款者就可以利用这笔资金开始自己的项目；如果筹款失败，资助方无须付费，对资助用户来讲也毫无损失。

在国内，也有很多众筹网站，例如京东众筹、淘宝众筹等。不同的是，当前国内的众筹网站的发展似乎已经偏离了创意众筹的主旨，几乎成为变相的一种销售平台，这是非常令人惋惜的事情。中国的众筹行业，路还遥远，所幸，在大洋彼岸的Kickstarter也向中国人开放，已经有中国创意团队在Kickstarter上崭露头角。

4.2 Arduino平台环境与软件安装

正式开始之前，我们需要安装好Arduino IDE，即开发工具，这个工具与相应的Arduino开发板配套使用就能用来开发各类原型机了。

安装步骤如下：

（1）下载安装包。

下载地址：http://Arduino.cc/en/main/software。

（2）安装文件。

像安装普通软件一样安装即可。

（3）安装驱动。

首先用数据线将Arduino开发板和电脑连接起来，数据线一端连接Arduino开发板，另一端插在电脑的USB接口上。

连接好后，Arduino板上的指示灯会被点亮，电脑上也会弹出安装硬件的对话框。

驱动程序就在Arduino IDE的driver文件夹下，因此，我们最好首先安装Arduino IDE。

安装完成后，我们可以打开电脑的“设备管理器”查看设备被安装在哪个串口上，然后在Arduino IDE选择相应的串口号。

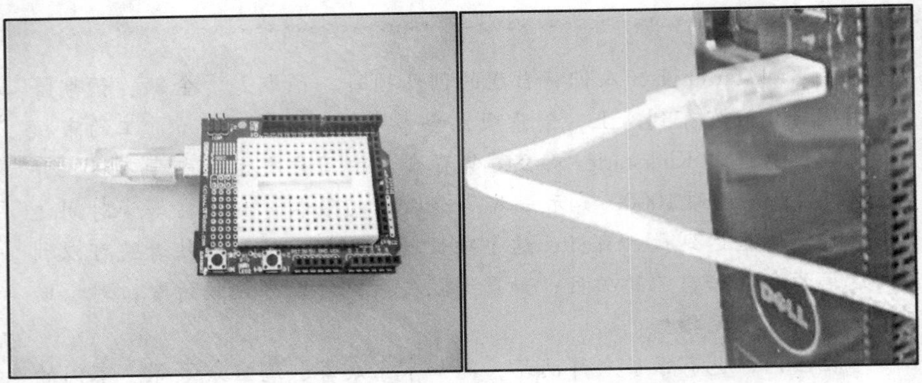

图4-1 数据线与 Arduino 开发板的连接

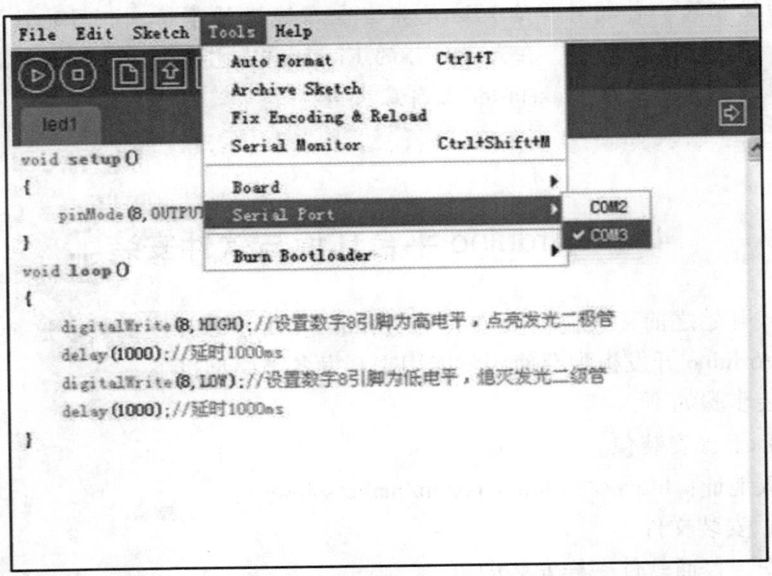

图4-2 在 Arduino IDE 中选择相应的串口号

(4) 注意事项：应选择相应的操作系统的软件版本，操作系统最好为正版系统，否则可能会出现缺少某些文件而不能正常使用的情况。

双击 Arduino 图标，即可进入 Arduino 开发环境，如图4-3 所示。

图4-3 显示的内容即一个 Arduino 程序的主要结构，包括初始化（set up）和主循环（loop）两个部分。其中，初始化部分代码用于定义 Arduino 开发板的初始状态，主循环部分的代码是一直循环执行的控制代码。

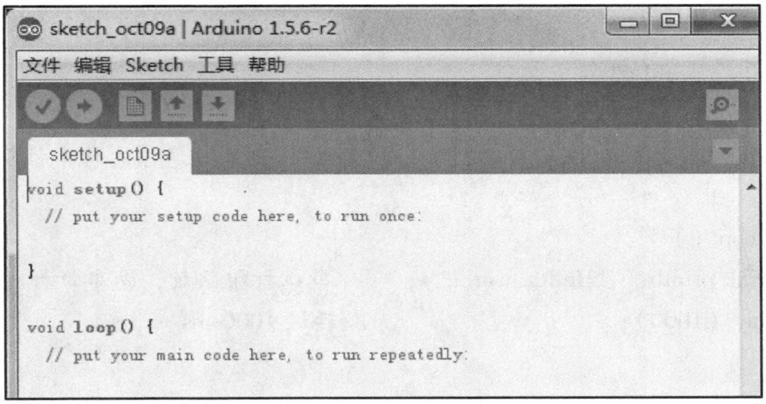

图4－3 Arduino 程序主要结构

4.3 运行第一个 Arduino 程序：Hello，world

下面我们通过一个最简单的程序来认识 Arduino 程序的主要结构。

“Hello，world” 诞生在大名鼎鼎的贝尔实验室，在这里，一群黑客创造并发展出了 C 语言和 UNIX 操作系统。“Hello，world” 是在 UNIX 和 C 语言的发展过程中开始被使用的。“Hello，world” 有几层意思，首先是当计算机加载程序，就好像人拥有了生命一样，计算机睁开眼睛的第一件事情就是向世界打招呼，“Hello，world” 就是 “世界你好” 的意思。第二，在终端上打印一句简单的话，用的是计算机程序设计中最简单的语系，可以用最短的时间确认一下编程环境，各种外设连接是否正确。成功了就表示主机外设软件硬件一切正常，可以开始工作了。如果我们完成了某个语言的 “Hello，world” 程序，就意味着我们踏出了第一步。C 语言之父将 “Hello，word” 这个程序，写入了世界上第一本 C 语言教材，后来这本书成为人们学习 C 语言的必选书目。“Hello，world” 也就随着这本书的流行而名满天下了。后来的公司和个人，包括微软，苹果，谷歌等大公司，都会使用这句话。

“Hello，world” 程序结构非常简单。程序的初始化部分将 Arduino 板与电脑之间通信的波特率设定为 9600。程序的主循环部分，调用了打印函数，向串口打印 “Hello，world” 字样，延迟 1000 ms，然后重复执行。执行的效果就是，Arduino 板向电脑串口每隔 1000 ms 发送一个 “Hello，world” 字符串。

程序如下：

```
//Hello, world 程序
void setup ( ) {
  Serial. begin (9600);                    //初始化串口通信波特率位 9600
}
void loop ( ) {
  Serial. println ( "Hello, world" );     //串口打印函数，向串口打印字符
  delay (1000);                            //延迟 1000 ms
}
```

打开 Arduino IDE，将上面的程序输入窗口，然后点击运行按钮，就可以在串口监视窗口看到，每隔 1 s 显示一个“Hello，world”字符串。如图 4 -4 所示。

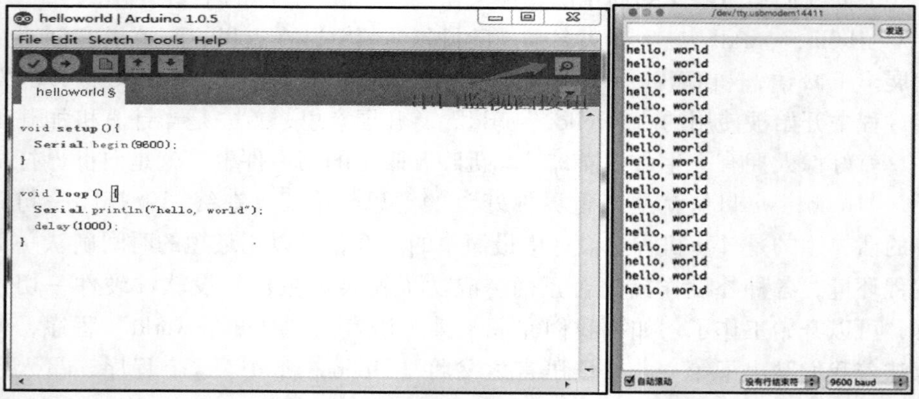

图 4 -4 “Hello，world”程序和运行结果

思考题：

1. Arduino 把很多重要的概念“封装了”，对于创客学习而言有什么好处和坏处？

2. 嵌入式开发选择 C 语言有什么好处？

第 5 章

LED 的使用和基本控制程序的实现

5.1　元器件及相关知识

表 5-1　本章元器件型号及数量列表

名　称	型　号	数　量
红色 LED	N/A	2
绿色 LED	N/A	2
黄色 LED	N/A	2
电阻	200 Ω	6
面包板	N/A	1
Mini-usb 线缆	N/A	1
杜邦线	N/A	若干

5.1.1　面包板

面包板，英文名 Breadboard。它是用来插元器件的，电子元器件按照一定规则插上即可使用，无须焊接。面包板上有很多孔，孔下面是金属条，金属条将这些孔连通，如图 5-1 所示。

5.1.2　LED

LED（全名 light emitting diode），发光二极管，它直接把电能转化为光能，其电路符号如图 5-2 所示。它有两个引脚，长引脚为正极（阳极），短引脚为负极（阴极）；电流由正极流入，负极流出，LED 灯将发光，正负极接反不发光。在连接 LED 时，一般串联一个电阻，防止电流过大烧坏 LED。

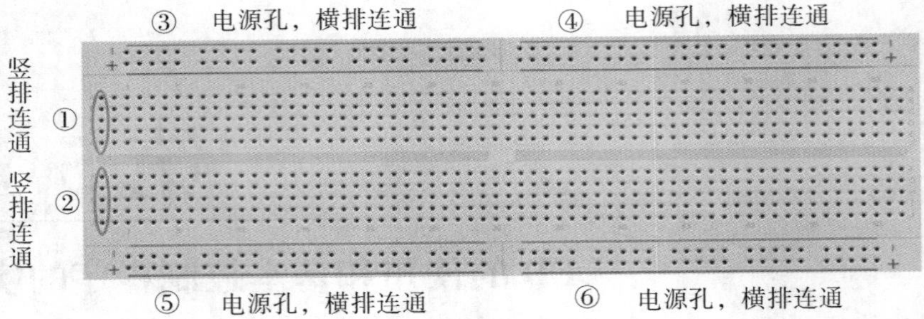

图 5-1 面包板连接情况

注：①、②之间有一个凹槽，将面包板分成上下两部分，①、②竖排之间不相连。③、④、⑤、⑥为电源孔，划横线的一排孔相连，③、④没有连通，⑤、⑥也是断开的，此面包板有 4 个电源端。有些面包板只有上下 2 个电源端，即它的③、④是连通的，⑤、⑥是连通的。

LED 分类，根据 LED 发光的颜色可将 LED 分为红色 LED、黄色 LED、绿色 LED、蓝色 LED、白色 LED 等，如图 5-3 所示。

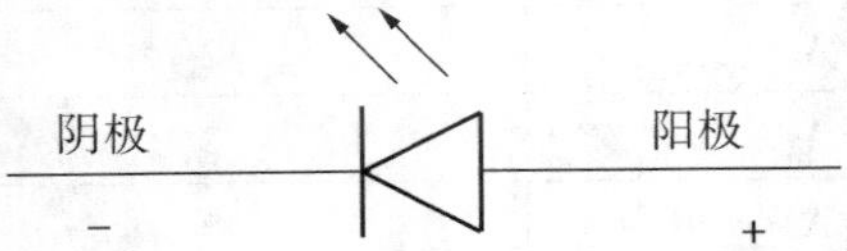

图 5-2 LED 的电路符号

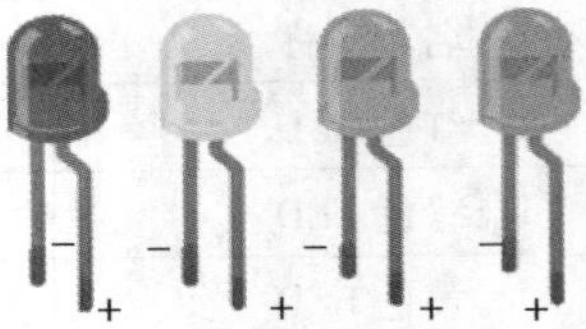

图 5-3 LED 分类

5.1.3 电阻

电阻，英文名 resistor，表示导体对电流阻碍作用的大小，如图 5-4、图 5-5 所示，是电路中使用最多的元件。电阻的单位是欧姆，符号“Ω”。电阻在电路中常用来限流、分压。限流即限制电流，上面讲的 LED，串联一个电阻，就是限制电流过大而烧毁 LED；分压即分担电压。如图 5-6 所示，将两个 100 Ω 的电阻串联接上 5 V，每个电阻两端分担的电压分别为 2.5 V。课程中使用的是色环电阻。

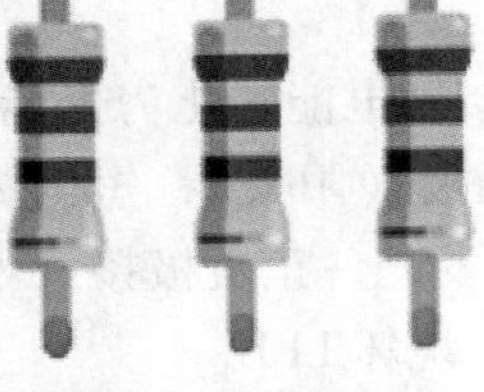

图 5-4 直插型电阻

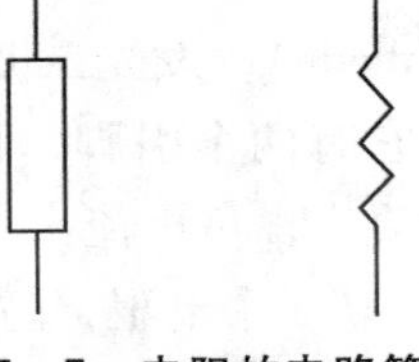

图 5-5 电阻的电路符号

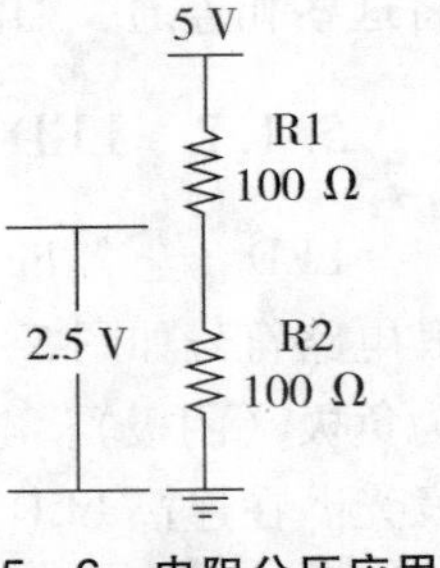

图 5-6 电阻分压应用

色环电阻，是在电阻表面涂上一定颜色的色环，来代表这个电阻的阻值。色环电阻分四环和五环，常用的为四环，而五环电阻为精密电阻。

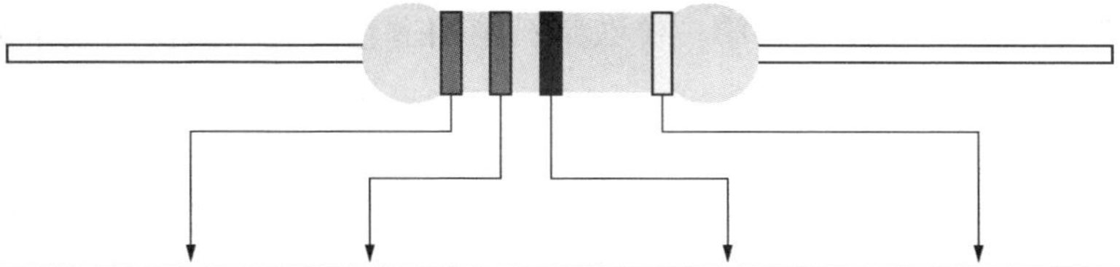

颜色	第一段	第二段	第三段	乘数	误差	
黑色	0	0	0	1		
棕色	1	1	1	10	±1%	F
红色	2	2	2	100	±2%	G
橙色	3	3	3	1000		
黄色	4	4	4	10^4		
绿色	5	5	5	10^5	±0.5%	D
蓝色	6	6	6	10^6	±0.25%	C
紫色	7	7	7	10^7	±0.10%	B
灰色	8	8	8		±0.05%	A
白色	9	9	9			
金色				0.1	±5%	J
银色				0.01	±10%	K
无					±20%	M

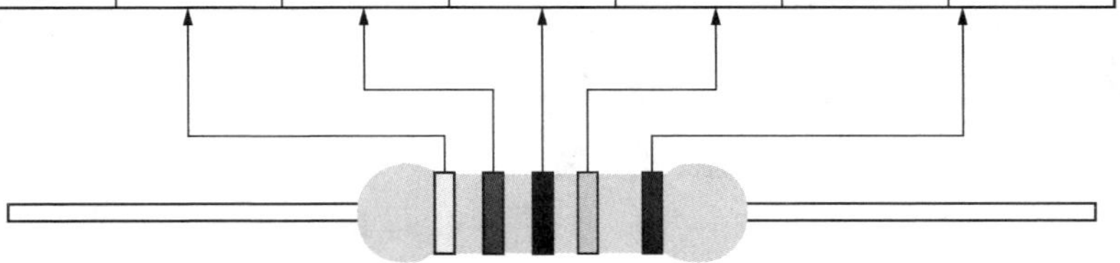

图5－7　色环电阻识别

1. 四色环电阻

四色环电阻就是指用四条色环表示阻值的电阻，如图5－7所示。从左向右数，第一道色环表示阻值的最大一位数字；第二道色环表示阻值的第二位数字；第三道色环表示阻值倍乘的数；第四道色环表示阻值允许的偏差（精度）。

例如，一个电阻的第一环为红色（代表2），第二环为紫色（代表7），第三环为棕色（代表10倍），第四环为金色（代表±5%），那么这个电阻的阻值应该是270 Ω，阻值的误差范围为±5%。

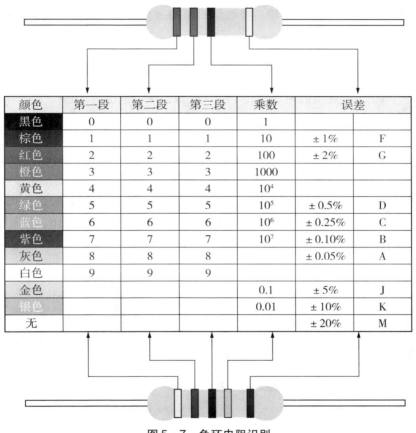

2. 五色环电阻

五色环电阻就是指用五色色环表示阻值的电阻，如图5－7所示。从左向右数，第一道色环表示阻值的最大一位数字；第二道色环表示阻值的第二位数字；第三道色环表示阻值的第三位数字；第四道色环表示阻值的倍乘数；第五道色环表示误差范围。

例如，一个五色环电阻，第一环为红色（代表2），第二环为红色（代表2），第三环为黑色（代表0），第四环为黑色（代表1倍），第五环为棕色（代表±1%），则其阻值为220 Ω×1＝220 Ω，误差范围为±1%。

5.1.4　杜邦线

杜邦线，是一种连接导线，如图5－8所示。常用来连接面包板上的元器件，这样，不用焊接我们就能快速搭建出产品的原型，从而验证自己的创意。杜邦线根据两头的结构，可分为公对公，公对母，母对母三种类型。如图5－9所示，左为母头，右为公头。杜邦线有不同的颜色，五颜六色的杜邦线插在面包板上面，这样既美观又容易区分。

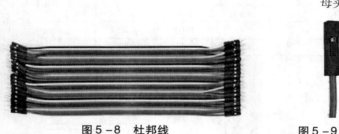

图5－8　杜邦线

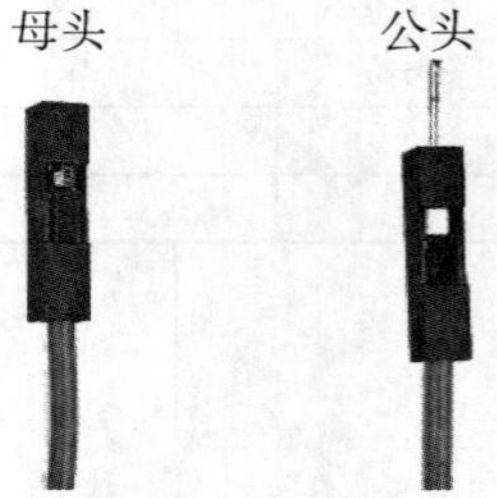

图5－9　杜邦线的公头和母头

5.2　Arduino 编程知识

5.2.1　pinMode（）——设置引脚模式

设置引脚模式，可设置某管脚为输入（INPUT）、输出（OUTPUT）或上拉（INPUT_PULLUP）。

语法：

pinMode（pin，mode）；

如：pinMode（3，INPUT）；

注意事项：我们可以看到，在 Arduino 开发板上有一些标号，如 A0，A1，以及 5，6，7 之类，这些都是引脚号。其中，带有字母的是模拟输入引脚，不带字母的是数字引脚。模拟输入引脚可以被用作数字引脚，例如 A0，A1，等等。

5.2.2 digitalWrite（）——向管脚输出电平

向某个管脚输出高电平或者低电平。

语法：

digitalWrite（pin，value）;

参数：

pin：引脚号

value：HIGH 或者 LOW

如果引脚用 pinMode（）配置成 OUTPUT 的模式，它的电压值就会被设置成适应的电压值：HIGH 值是 5 V（或者 3.3 V），LOW 值是 0 V 或者接地。

如果引脚被配置成 INPUT，用 digitalWrite（）写一个 HIGH 值就会允许内部的 20 kΩ 上拉电阻工作，写一个 LOW 就会禁止上拉电阻，这个上拉电阻只足够点亮一个稍微暗的 LED 灯。如果你的目的是驱动 LED 工作，用 INPUT 模式时灯光会比较弱，补救的方法是用 pinMode（）函数设置引脚为 OUTPUT 模式。

注意事项：相对其他数字引脚，13 引脚是比较难作为数字输入的，因为大多数的板子上都有焊接一个 LED 和一个电阻。它会挂在 1.7 V 左右，而不是 5 V，因为 LED 和线性电阻会拉低电压，也就是说它只能是返回 LOW。如果你非得要把 13 号引脚当作数字输入，外面可以接下拉电阻，此种方式我们不推荐，因此不再细说。

示例程序：

```
int ledPin = 13;                    //LED 接数字引脚 13
void setup ( )
{
```

```
pinMode (ledPin, OUTPUT);          //将引脚13设置为输出，一般此引脚不能设定为输入
}
void loop ()
{
digitalWrite (ledPin, HIGH);       //点亮LED
delay (1000);                      //延迟1 s
digitalWrite (ledPin, LOW);        //熄灭LED
delay (1000);                      //延迟1 s
}
```

这是一个将13引脚作为输出，先设置为HIGH点亮LED坚持1 s的延时，然后又是引脚变为LOW熄灭LED的程序。注意，我们强调过13号引脚不宜设置为输入。

5.2.3 int——定义整数变量

定义整数变量。如“int i”，即定义变量i为整数。

5.2.4 =——变量赋值

单个“=”号为变量赋值。如“i=0”，即让变量i的值等于0。注意，不能与逻辑判断中的等号“==”混淆。

5.2.5 for——循环

语法：

for（初始值，终值，步长）{执行程序}

示例程序：

```
for (i=0; i<=255; i++) {//一些程序段}
```

5.2.6 i++——变量自身递增1

即“i=i+1;”，让变量 *i* 自身递增1。

5.2.7 //——单行注释

在一行之内，“//”符号以后的程序是注释，不编译也不执行。

5.2.8 /* */——多行注释

“/*一段内容 */”中的那段内容是注释，不编译也不执行。

5.3 控制LED点亮和熄灭

5.3.1 点灯、熄灯电路原理

控制单个LED灯点亮和熄灭的电路原理及面包板实物连接如图5-10所示。Arduino的数字I/O被分成两个部分，其中每个部分都包含有6个可用的I/O管脚，即管脚2到管脚7和管脚8到管脚13。按照本电路图的接法，当第8管脚输出低电平的时候，LED灯将被点亮。向第8管脚输出低电平，用到的函数是digitalWrite（），具体用法在下面的程序示例中有示范。

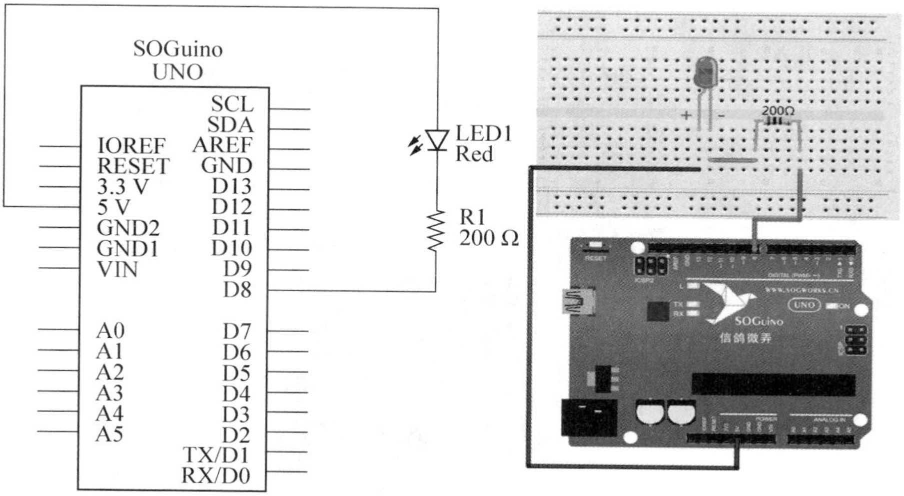

图5-10 控制单个LED灯点亮和熄灭的电路原理及面包板实物连接

注：LED长引脚表示正极，短引脚表示负极。

5.3.2 点灯、熄灯程序示例

```
//控制 LED 周期性点亮、熄灭，间隔 1 s
int led_pin = 8;                    //数字第 8 脚控制 LED
void setup () {
  pinMode (led_pin, OUTPUT);    //设置 LED 控制脚为输出；等效语句为 pinMode (8, OUTPUT);
}

void loop () {
  digitalWrite (led_pin, LOW);    //LED 控制脚输出低电平（点亮 LED）
  delay (1000);                     //延迟 1000 ms
  digitalWrite (led_pin, HIGH);    //LED 控制脚输出高电平（熄灭 LED）
  delay (1000);
}
```

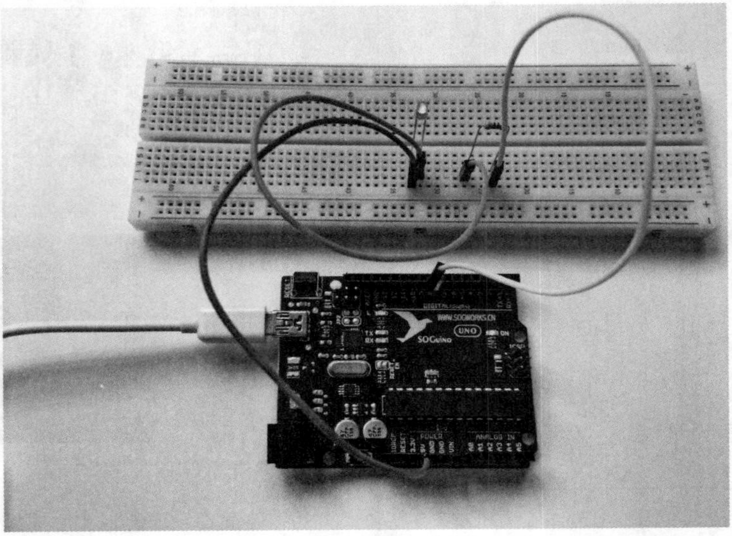

图5－11　完成效果

5.4 红绿灯设计

5.4.1 红绿灯电路原理

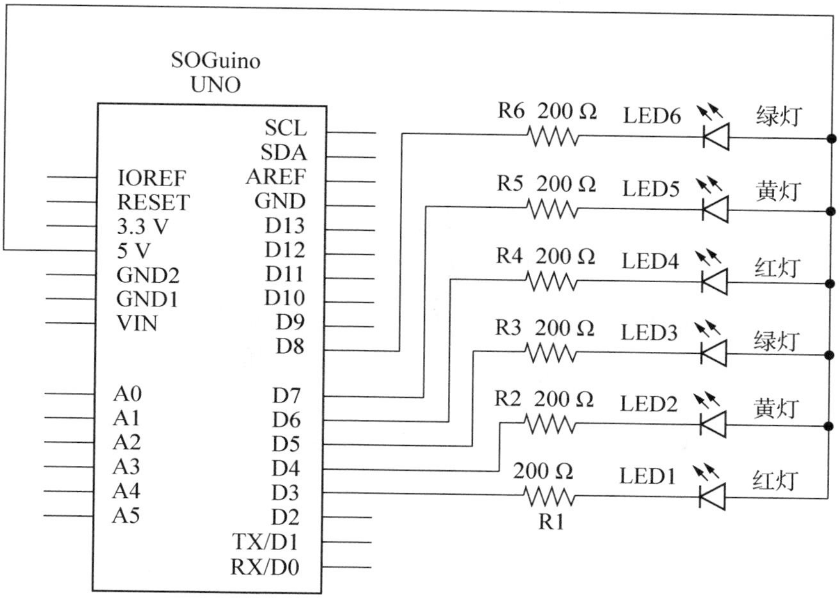

图5－12 红绿灯电路原理

注：本图将 LED 灯的阳极接在了一起，称之为共阳极接法。

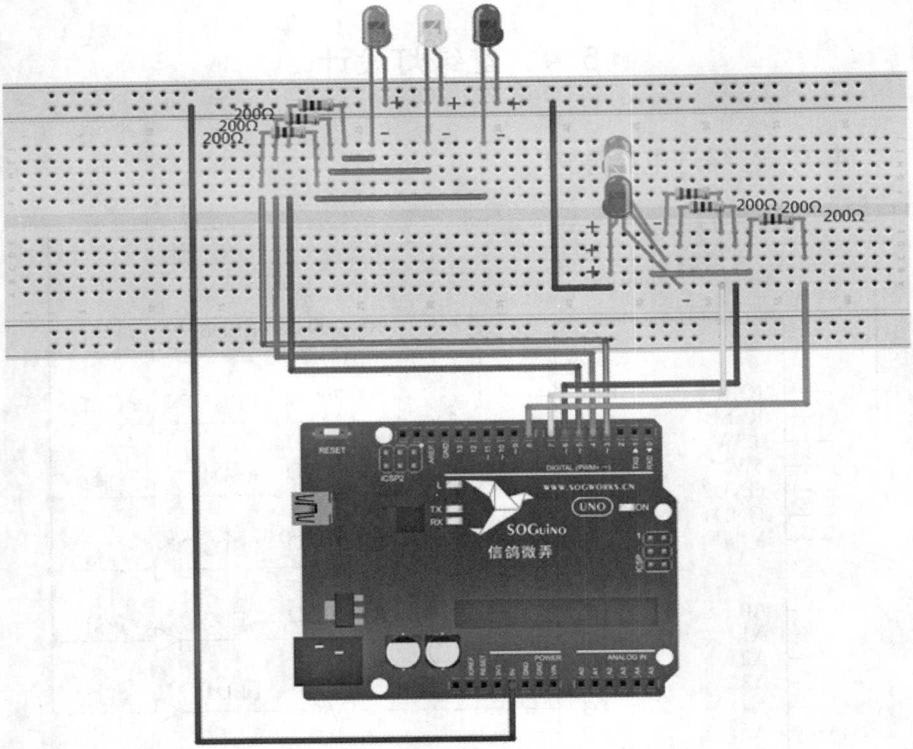

图5－13　红绿灯面包板接线实物

5.4.2　红绿灯控制程序设计

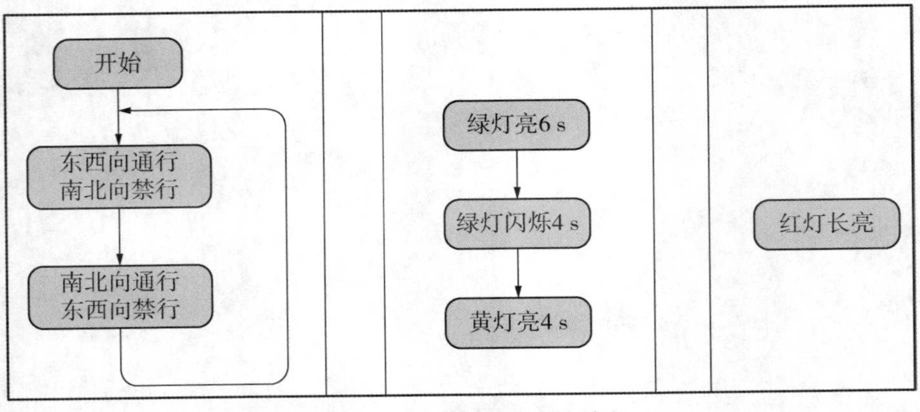

图5－14　红绿灯控制程序流程

```
//红绿灯控制程序示例
//dx 代表东西，nb 表示南北
//设定 IO 口与红绿灯的对应关系
int dx_red =3;        //数字 3 脚控制东西向红灯
int dx_yellow =4;     //数字 4 脚控制东西向黄灯
int dx_green =5;      //数字 5 脚控制东西向绿灯
int nb_red =6;        //数字 6 脚控制南北向红灯
int nb_yellow =7;     //数字 7 脚控制南北向黄灯
int nb_green =8;      //数字 8 脚控制南北向绿灯
//主程序框架：setup（），完成初始化工作
void setup（）{
for（int i =3; i< =8; i+ +）{  /*i+ + 等效语句为 i =i +1;
“=”是“赋值操作符”；“等于”是“= =” */
  pinMode（i, OUTPUT）;    //设置数字 3 脚到 8 脚为输出
  digitalWrite（i, HIGH）;    //设置数字 3 脚到 8 脚输出高电平
（熄灭所有 LED 灯）
}
//主程序框架：loop（），完成红绿灯控制
void loop（）{
//东西向通行，南北向禁行
//东西向绿灯亮灯亮 6 s，南北向红灯亮 6 s
digitalWrite（dx_green, LOW）;    //点亮东西向绿灯
digitalWrite（nb_red, LOW）;    //点亮南北向红灯
delay（6000）;    //等待 6 s
  //东西向绿灯闪烁 4 s，南北向红灯亮 4 s
digitalWrite（nb_red, LOW）;    //点亮南北向红灯（由于红灯本来
就是亮的，可以省略）
for（int i =0; i<10; i+ +）{  //for 语句，循环 10 次
  digitalWrite（dx_green, HIGH）;    //熄灭东西向绿灯
  delay（200）;    //等待 200 ms
  digitalWrite（dx_green, LOW）;    //点亮东西向绿灯
```

```
    delay (200);    //等待 200 ms
  }
  digitalWrite (dx_green, HIGH);    //熄灭东西向绿灯
    //东西向黄灯亮 4 s，南北向红灯亮 4 s
  digitalWrite (dx_yellow, LOW);    //点亮东西向黄灯
  digitalWrite (nb_red, LOW);    //点亮南北向红灯    (由于红灯
本来就是亮的，可以省略)
  delay (4000);    //等待 4 s
  digitalWrite (dx_yellow, HIGH);    //熄灭东西向黄灯
  digitalWrite (nb_red, HIGH);    //熄灭南北向红灯
  //东西向禁行，南北向通行
  //南北向绿灯亮灯亮 6 s，东西向红灯亮 6 s
  digitalWrite (nb_green, LOW);    //点亮南北向绿灯
  digitalWrite (dx_red, LOW);    //点亮东西向红灯
  delay (6000);    //等待 6 s
    //南北向绿灯闪烁 4 s，东西向红灯亮 4 s
  digitalWrite (dx_red, LOW);    //点亮南北向红灯
  for (int i =0; i <10; i + + ) {    //for 语句，循环 10 次
    digitalWrite (nb_green, HIGH);    //熄灭南北向绿灯
    delay (200);    //等待 200 ms
    digitalWrite (nb_green, LOW);    //点亮东西向绿灯
    delay (200);    //等待 200 ms
  }
  digitalWrite (南北_green, HIGH);    //熄灭南北向绿灯
  //南北向黄灯亮 4 s，东西向红灯亮 4 s
  digitalWrite (nb_yellow, LOW);    //点亮南北向黄灯
  digitalWrite (dx_red, LOW);    //点亮东西向红灯    (由于红灯
本来就是亮的，可以省略)
  delay (4000);    //等待 4 s
  digitalWrite (nb_yellow, HIGH);    //熄灭南北向黄灯
  digitalWrite (dx_red, HIGH);    //熄灭东西向红灯
  }
```

以上是东西向通行，南北向禁行的程序，请同学们按照上述示例自行完成东西向禁行，南北向通行的程序段。连接电路图并测试自己编写的完整的红绿灯控制程序。

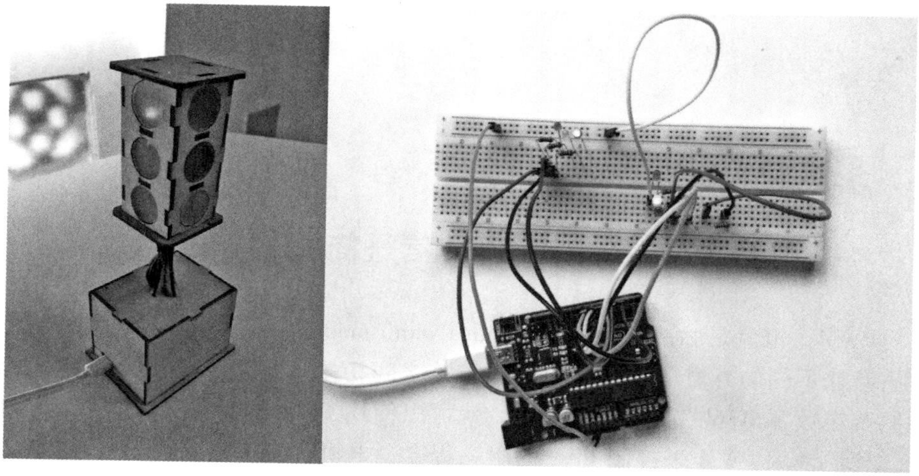

图5－15　完成后的效果

注：左为加上外壳。右为产品原型。

思考题：

1. LED灯改为共阴极接法，程序应如何做相应改动？
2. 为本项目的红绿灯增加两路行人灯，应该做哪些改动？

第 6 章

PWM 调制及其应用

6.1 PWM 信号简介

PWM，也就是脉冲宽度调制（pulse width modulation），即使用数字控制产生占空比不同的方波（一个不停在开与关之间切换的信号）来控制模拟输出。我们要在数字电路中输出模拟信号，就可以使用 PWM 技术实现。在实际应用中，我们常用 PWM 来控制 LED 的暗亮程度、电机的转速等。

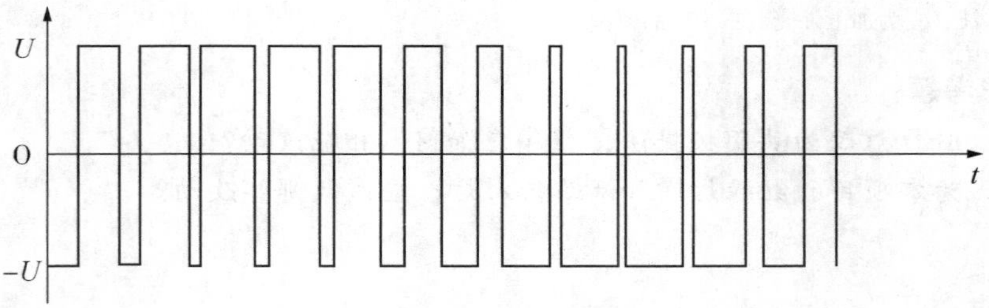

图 6－1　占空比不同的方波

6.1.1　模拟信号与数字信号

信号在时间和数值上都是连续变化的信号称为模拟信号。模拟信号是指用连续变化的物理量表示的信息，其信号的幅度或频率或相位随时间作连续变化，如目前广播的声音信号或图像信号等。

数字信号指幅度的取值是离散的，幅值表示被限制在有限个数值之内，例如二进制码就是一种数字信号。因为二进制码受噪声的影响小，易于由数字电路进行处理，所以二进制码得到了广泛的应用。

不同的数据必须转换为相应的信号才能进行传输。模拟数据一般采用模拟信号（analog signal），例如用一系列连续变化的电磁波（如无线电与电视广播中的电磁波），或电压信号（如电话传输中的音频电压信号）来表示。数字数据则采用数字信号（digital signal），例如用一系列断续变化的电压脉冲（如我们可用恒定的正电压表示二进制数1，用恒定的负电压表示二进制数0），或光脉冲来表示。

6.1.2 数模转换

模拟信号只有通过A/D转化为数字信号后才能用软件进行处理，这一切都是通过A/D转换器（ADC）来实现的。与模数转换相对应的是数模转换，数模转换是模数转换的逆过程，同时也有相应的转换器可实现。

由于系统的实际对象往往都是一些模拟量（如温度、压力、位移、图像等），要使计算机或数字仪表能识别、处理这些信号，首先必须将这些模拟信号转换成数字信号；而经计算机分析、处理后输出的数字量也往往需要将其转换为相应模拟信号才能为执行对象所接受。当我们要通过计算机控制外部设备的时候，往往需要进行数模转换才能完成控制任务。例如当我们需要控制LED灯的亮暗程度或者控制电机转速时，外部设备即LED或电机，只能通过改变电压或电流来控制。而单片计算机的输出是数字信号，通常是二进制的高低电平，这就需要将其转换为一种特殊的模拟信号，通过控制和改变LED或电机的有效电压或电流实现对LED亮度以及电机转速的连续调整和控制。前面提及的“特殊”模拟信号正是我们下面讲到的PWM信号。

6.1.3 PWM信号特点及作用

PWM脉冲宽度调制是利用微处理器的数字输出对模拟电路进行控制的一种非常有效的技术，广泛应用在测量、通信到功率控制与变换的许多领域中。

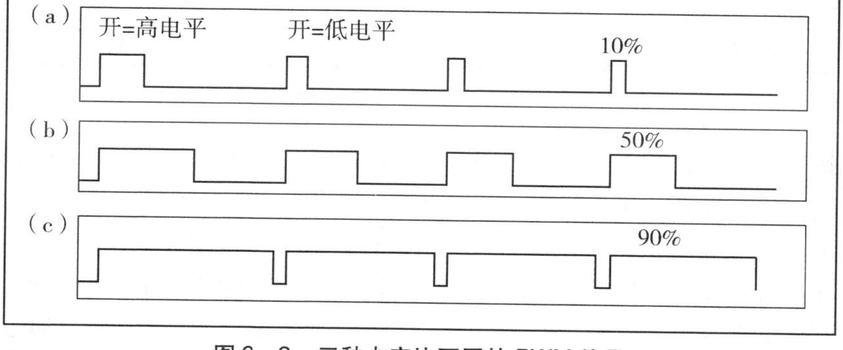

图6-2 三种占空比不同的PWM信号

图 6-2 显示了三种不同的 PWM 信号。其中，a 是一个占空比为 10% 的 PWM 输出，即在信号周期中，10% 的时间通，其余 90% 的时间断。b 和 c 显示的分别是占空比为 50% 和 90% 的 PWM 输出。这三种 PWM 信号输出的效果分别是强度为满度值的 10%、50% 和 90% 的三种不同模拟信号值。若占空比为 10%，则通过对应元器件的电流有效值为直接电源供电时（占空比 100%）的 1/10，提高占空比，对应的将提高有效电流。若元器件为 LED，则对应的效果为 LED 亮度随占空比增加而增大。同样地，若元器件为电机，则电机转速随占空比增加而增大。由于占空比是可以连续变化的，因此可以实现对通过元器件的有效电流进行连续的控制，这就实现了 LED 亮度的连续改变或者电机转速的连续改变等控制。在模拟电路中，我们通过调节电阻值来改变通过元器件的电流，但要实现自动控制却并不方便。因此，用调制 PWM 信号的方式，改变通过元器件的“有效电流”，不失为一种简单有效的方法。

6.2 PWM 信号波形观察实验

6.2.1 元器件和工具软件

表 6-1 PWM 信号波形观察元器件列表

名　称	型　号	数　量
轻触开关	N/A	2
电阻	10 kΩ	2
电位器	100 kΩ	1
面包板	N/A	1
Mini-usb 线缆	N/A	1
杜邦线	N/A	若干

1. 轻触开关

轻触开关，如图 6-3 所示，当手按下 K1 时，轻触开关闭合，电路导通，电灯发亮；手释放时开关断开，电灯熄灭。有人会问，开关只要两个引脚就可以，为什么轻触开关有 4 个脚？原因在于有 2 个引脚是相连的，如图 6-4 所示，红色箭头标记的 2 个引脚（有点像电话话筒图标的 2 个引脚）是连通的，所以 4 个引脚中 2 个相连。不相连的 2 个引脚（图 6-4 中 1、2）是通过按下轻触开关来导通。

在将轻触开关插在面包板上时，一定要注意的是，将图6－4中红色箭头的两个引脚插在同一竖排上面。

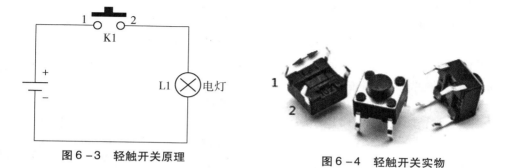

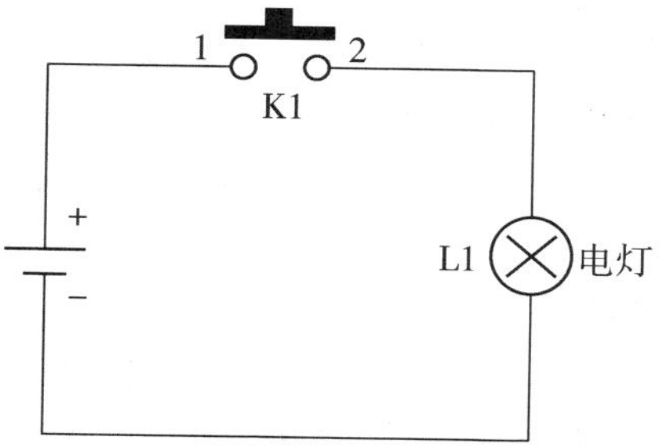

图6－3　轻触开关原理

图6－4　轻触开关实物

2．电位器

电位器，英文名potentiometer，又称可变电阻器，是一种阻值可调节的电阻元件。它的单位也是欧姆，用符号“Ω”表示。电位器在电路中用RP表示。电位器一般有3个引脚，如图6－5所示。当你调节电位器旋钮时，1、2和2、3引脚的电阻就会发生改变。我们通过改变电位器的电阻值，来达到改变电流或电压的效果。图6－7是使用电位器的一个例子，当调节电位器旋钮时，电阻就会发生变化，电灯的亮度也相应变暗变亮。

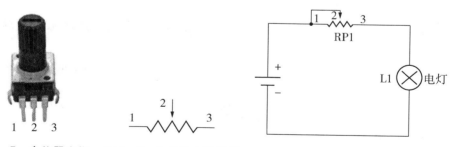

图6－5　电位器实物

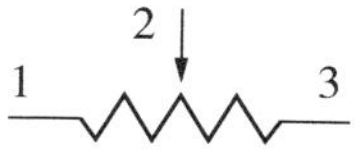

图6－6　电位器电路符号

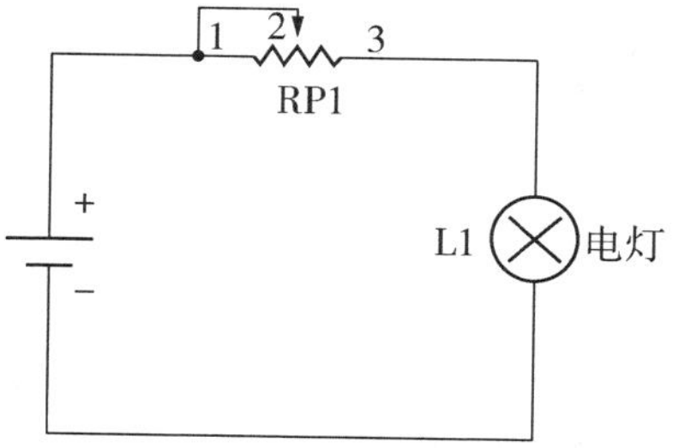

图6－7　电位器电路连接

3．工具软件“快波秀秀”

“快波秀秀”是一个串口调试工具，可以把写入串口的数字随时间变化的图像绘制出来，相当于一个“数字示波器”。这里我们用此软件观察我们编程输出的PWM信号的波形图。

“快波秀秀”作为上位机软件使用非常简单，在Arduino程序运行之后，打开“快波秀秀”软件，选择好想监测的串口，就可以观察波形了。

6.2.2 Arduino 编程知识

1. 通信

本节介绍 Arduino 板子和电脑之间的通信。所有的 Arduino 板子至少有 1 个串口（通常是 UART 和 USART）：Serial。它的数字引脚 0（RX）和引脚 1（TX）通过 USB 和电脑连接。因为，如果你用这些函数，你就不能用 pin0 和 pin1 作为数字输入或者输出。

2. Serial. read（）/Serial. write（）——串口读/写

向串口读/写二进制数据。数据是以一个字节或者一串字节发送或读取。对于读取数据，Serial. read（）是读取出入到串口的第一个字节（byte）的数据，括号中无参数。该函数返回读取出入到串口的第一个字节的可用数据。如果没有可用的数据，就返回 -1。

对于写数据，可以有：

Serial. write（val）

Serial. write（str）

Serial. write（buf, len）

val：作为一个字节来发送的值。

str：字符串，该字符串是连续的字节组成。

buf：要发送的一连串的 bytes。

len：buf 的长度（length）。

Serial. write（）会返回写入的字节个数，但是读取的那个数是可选的。例如：

int bytesSent = Serial. write（"Hello"）；//发送字符串“Hello”，返回字符串长度。

3. digitalRead（）——数字引脚读取

从指定的数字引脚读取一个值，返回值是 HIGH 或者 LOW，具体依据该数字引脚的信号决定。

语法：

digitalRead（pin）；

pin：你要读的引脚引脚号。

4. analogRead（）——模拟引脚读取

从指定的引脚读取值。Arduino 的板子包含 6 个这样的通道（Mini 和 Nano 有 8 个，Mega 有 16 个）和 10 位的 AD 转换器。也就是说它会将输入的电压 0～5 V 映射成 0～1023 的整数数字。这就使每个单位对应的电压值是 5/1024 V

（即把5 V电压分成了1024份，不同大小的份额数对应转化为0～1023整数数字）。输入的范围和精度可以用analogReference（）来改变。

analogRead（）函数读一个模拟输入大概需要100 μs（0.0001 s），因此最大的读取速率不能超过每秒10000次。

Syntax（语法）：analogRead（pin）。

Parameters（参数）：pin，即要读取模拟输入的引脚的引脚号（大多数是0～5，Mini和Nano是0～7，Mega是0～15）。

Returns（返回）：int类型（整数0～1023）。

量化误差

当引脚的电压为0 V时，转化后的数字为0。当电压为5 V时，转化后的数字为1023。若是0～5 V中间的某个电压值，则按比例转化。因为转化为整数，所以在取整的时候会产生误差，但这个误差是很小的。如当电压为2 V时，转化后的数字应为409，严格按比例转化应为409.6，小数部分只舍不入，这个误差叫作量化误差，在这个例子中量化误差不到千分之二。

注意：如果模拟输入引脚没有连接任何东西，analogRead（）返回的值会因为许多因素而波动。例如，其他模拟引脚输入，你的手离你的板子有多近也是有影响的，等等。

5. map（）函数——映射函数

map（）函数作用：将一个数value从fromLow、fromHigh范围映射到toLow、toHigh范围，value的值应是在fromLow和fromHigh之间的，返回的值是在toLow和toHigh之间的。该函数不会把值（value）强制限制在范围之内，因为超范围的值经常也是有用的。如果需要在范围做一限制，可以在这个函数之前或之后使用constrain（）函数，具体用法可自行查找学习，此处暂不介绍。

语法：

map（value，fromLow，fromHigh，toLow，toHigh）

参数：

value：要被映射的值。

fromLow：value当前的下限值。

fromHigh：value 当前的上限值。

toLow：value 目标的下限值。

toHigh：value 目标的上限值。

返回：映射的值。

注意："下限" 可能比上限大或者小。因此，map（）函数可以翻转一个数的范围，例如，"y = map（x，1，50，50，1）" 这个函数也可以处理负数，而 "y = map（x，1，50，50，-100）" 也是有效的，并且也是能工作的，实际效果可自行实验观察一下。因为 map（）函数使用整型，所以不会产生分数，小数会被截去。

```
//应用举例
/* 一个模拟值映射到（0 到 255 之间）*/
void setup（）{}
void loop（）
{
int val = analogRead（0）;
val = map（val，0，1023，0，255）;
analogWrite（9，val）;
}
```

上述程序，首先读取了 0 号引脚的模拟信号，返回的值是 0～1023 之间的整数，这个值赋予 val。然后运用 map 函数将返回的值从 0～1023 范围 "平均" 地映射到 0～255 范围，然后把模拟值写到第 9 号引脚上。实际的效果是把 0 号引脚的电压信号按比例缩小幅值写到第 9 号引脚上。比如，当读取到的电压对应的整数是 512，通过 map（）函数映射到 0～255 区间内就成了 128，这个数与原先范围的上限、下限的差值的比例仍然是不变的，即这个数在映射前后范围中相对其他整数的 "位置" 不会发生变化。

6．const——声明一个常数

const：声明一个常数。如 "const int X_CYCLE = 200;"。

6.2.3 串口观察PWM波形的电路和程序原理

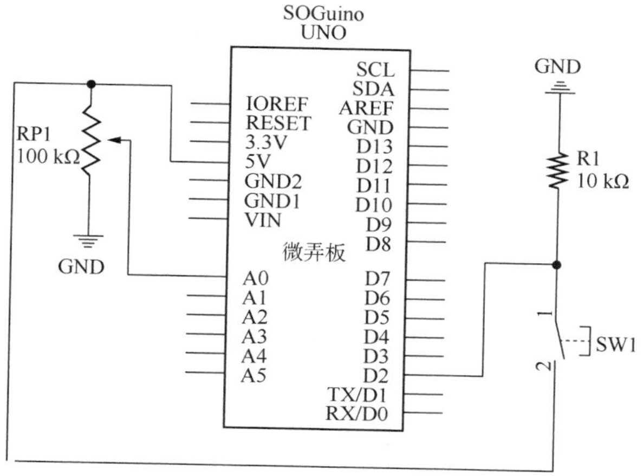

图6－8 向串口生成PWM波形电路原理

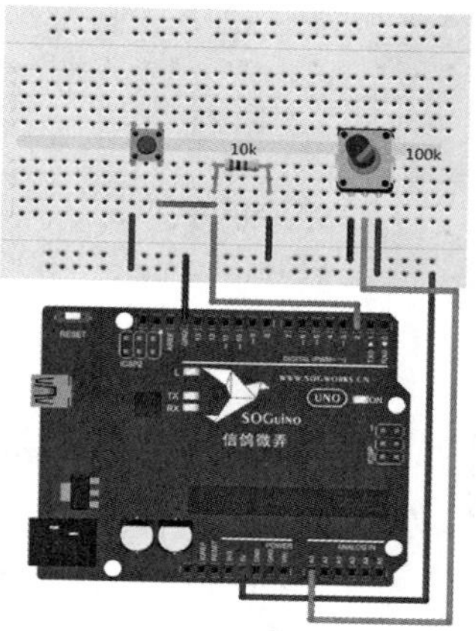

图6－9 面包板实物连接

思路和原理：用电位器控制模拟输入的数值，根据此数值通过Arduino板进行处理，通过模数转换，读取信号值后可据此控制向串口输出对应的高电平（以数字150表示）的点的个数（通过“快波秀秀”软件可以显示为波形），控制PWM信号的占空比，读取的数字越大，占空比越高，反之则越低。

```
示例程序：
//定义常量
const int X_CYCLE = 200;          //波形显示的周期（x轴上一个周期的点数）
const int Y_HIGH = 150;           //波形显示最高点的坐标（y轴上高电平输出的点数）
//定义变量
int rp = A0;                      //电位器在A0引脚
int data_in = 0;                  //电位器上读到的数据
int com_out = 0;                  //向串口发送的数据
```

```
int duty_points =0;                //高电平输出的宽度（占空比对应 x
轴上的高电位点数）
int x_now =0;                      //目前输出在一个周期中的位置（用
点数代表）

void setup () {
  Serial. begin (600);             //初始化串口，波特率为 600
}
void loop () {
  data_in = analogRead (rp );      //读取模拟口电位器 rp 上的电
压值
  duty_points = map (data_in, 0, 1023, 1, X_CYCLE -2);     //根
据模拟口的值，来决定输出高电平的宽度
  if (x_now  < = duty_points) {    //发送高电平的点数总共 duty_
points 个，没到 duty_points 个就继续发高电平
    com_out = Y_HIGH;              //则发送数据 150（高电平）
  }
  else {                           //如果当前 x 坐标超过占空比点
数值
    com_out =0;                    //则发送数据为 0（低电平）
  }
  Serial. write (com_out);         //向串口发送数据
  x_now + + ;  //当前位置 x 坐标加 1
  if (x_now  > X_CYCLE) {          //如果当前位置 x 坐标到了总周期
    x_now =0;      //当前位置 x 坐标归 0，新的周期开始
  }
}
```

6.3 PWM 信号调光实验：呼吸灯的制作

6.3.1 元器件清单

表6－2 呼吸灯项目元器件清单

名 称	型 号	数 量
红色 LED	N/A	2
电阻	1 kΩ	2
电位器	100 kΩ	1
面包板	N/A	1
Mini-usb 线缆	N/A	1
杜邦线	N/A	若干

6.3.2 Arduino 编程知识

1. Serial. parseInt ( )

在传入的串口流中寻找下一个有效的整数，并返回这个有效的整数(int)。如果在 1s 内没有找到有效的整数，就会返回一个默认的值：0。

2. analogWrite ( )

写一个值（PWM 信号）到引脚，可以用来点亮一个 LED 灯或者驱动一个电机。调用 analogWrite（）之后，这个引脚会产生一个稳定的指定周期的方波，直到下一次调用 analogWrite（）或者在同一引脚上调用 digitalRead（）或 digitalWrite（）。这个 PWM 信号的频率大概为 490 Hz。

在大多数的 Arduino 板子上，这个功能工作在 3，5，6，9，10，11 号引脚上(在开发板上带有“～”符号的引脚)。在 Arduino Mega 板子上，这个功能是工作在 2—13 号引脚上的。老版本的 Arduino 板子，例如 ATmega8 只在 9—11 号引脚支持 analogWrite（）函数。Arduino Due 板子在 2—13 号引脚，DAC0，DAC1 上支持 analogWrite（）函数。不像 PWM 引脚，DAC0，DAC1 是数模转换器，是真正的模拟输出。

在调用 analogWrite（）之前，不需要调用 pinMode（）去设置引脚为输出。

语法：

analogWrite（pin，value）;

参数:

pin：你要写的引脚。

value：值为0（always off）到255（always on）。输入不同的值可得到不同占空比的PWM信号，实现调光或调速。

返回：无返回。

注意事项：引脚5和引脚6的PWM输出将产生高于预期的占空比。这是因为millis（）和delay（）函数，它们共享同一个内部定时器用于产生PWM输出所产生的相互作用。这提醒我们，引脚5和引脚6在多数低占空比的设置（如0～10）的情况下，0数值的结果并没有完全关闭。

示例程序：

```
//从电位计读取的值，将该值按比例输出到LED。
int ledPin =9;                  //LED连接到数字9号引脚
int analogPin =3;               //电位计连接到3号模拟引脚
int val =0;                     //variable to store the read value
void setup（）
{
pinMode（ledPin，OUTPUT）;        //引脚设置为输出
}
void loop（）
{
val = analogRead（analogPin）;     //读取输入引脚
analogWrite（ledPin，val /4）;     //analogRead的val是0～1023，analogWrite的值0～255
}
```

6.3.3 呼吸灯电路和程序原理

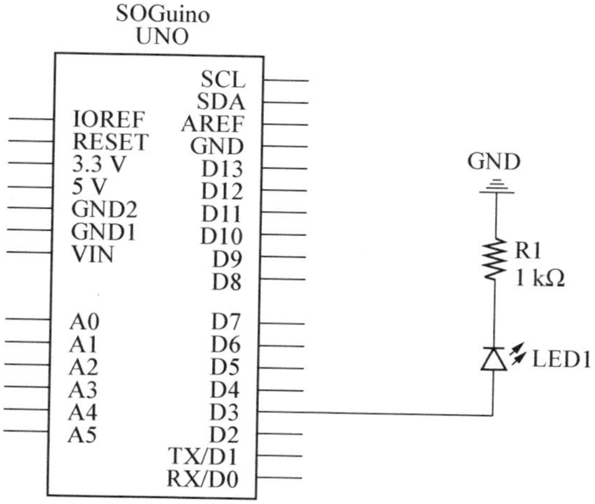

图6－10　呼吸灯电路原理

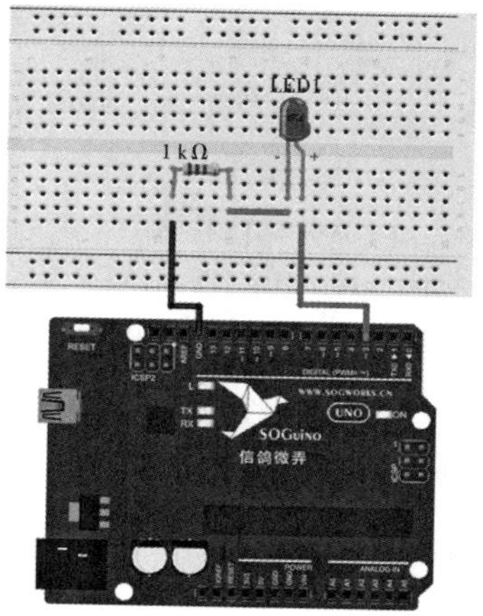

图6－11　呼吸灯面包板实物连接

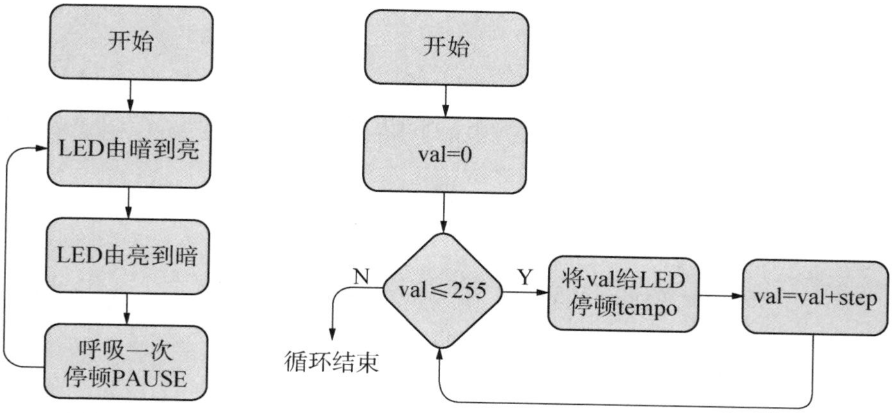

图6－12　呼吸灯控制程序流程（LED 灯由暗到亮，再由亮到暗，循环）

设计思想：通过 Arduino 板直接控制 PWM 输出占空比由低到高连续周期性变化，控制 led 亮度的连续性周期性变化。

示例程序：

```
//用 PWM 产生呼吸灯的效果
//定义常量
const int STEP =5;          //PWM 脉宽调节的步长
const int TEMPO =30;        //定义呼吸的速度，单位为 ms
const int PAUSE =300;       //定义呼吸停顿的时间，单位为 ms
int led_pin =3;             //数字第 3 引脚控制 LED 亮度
int val =0;                 //PWM 输出的值

void setup () {
  pinMode (led_pin, OUTPUT);   //将 LED 引脚设置为输出
}

void loop () {
  for (val =0; val < =255; val = val + STEP) {   //输出给 LED 的有效电压由低到高，调光由暗到亮，STEP 控制调光精度
  analogWrite (led_pin, val);
  delay (TEMPO);        //停顿 Tempo，控制呼吸节奏
  }
        for (val =255; val > =0; val = val - STEP) {   //输出给 LED 的有效电压由高到低，调光由亮到暗
  analogWrite (led_pin, val);
  delay (TEMPO);
  }
  delay (PAUSE);        //一次呼吸完，停顿 PAUSE 时间
}
```

思考题：

尝试多个呼吸灯效果（同步或者不同步）。

第 7 章

高级 I/O 及其应用——特雷门琴制作

7.1 特雷门琴简介

除了普通的数字信号和模拟信号的 I/O，Arduino 开发板还提供一些高级 I/O，例如能够输出各种频率的方波，且频率是可控制的。这很容易让我们想到利用不同频率的方波驱动蜂鸣器发出不同的音调。配合光敏电阻等“神奇”的元器件，Arduino 非常适合用于设计互动艺术。本章将带领大家制作一个号称史上最早的电子乐器——特雷门琴，通过本项目来学习 Arduino 的一部分高级 I/O 功能的运用。特雷门原理的关键在于如何不通过身体接触来调节声音的频率，本章将通过光敏电阻来实现这个原理。

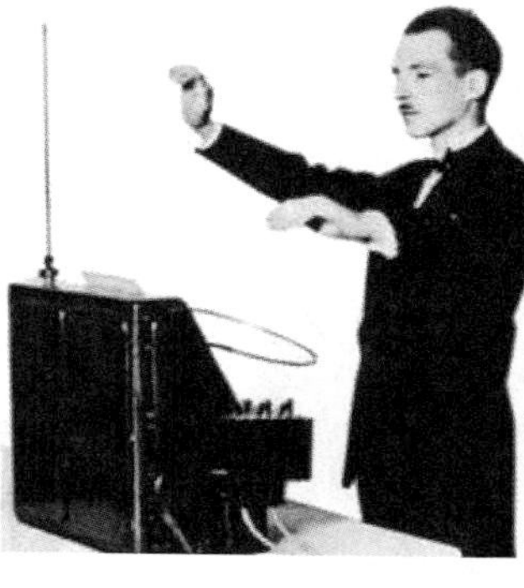

特雷门琴是世界上第一件电子乐器。特雷门生产于 1928 年，由苏联物理学家利夫·特尔门（Lev Termen）教授发明，艺名雷奥·特雷门（Leon Theremin）。同年已经由一位女演奏家公开演奏，爱因斯坦也曾参观过，至今依然是世上唯一不需要身体接触的电子乐器。特雷门琴的原理是利用两个感应人体与大地的分布电容的 LC 振荡器工作单元分别产生震荡的频率与大小变化而工作。圆形天线是用来调节音量的，手越靠近，声音越小。垂直的天线用来调节频率，手越靠近，音调越高。演奏的关键是了解双手的位置与所发出的音符之间的关系。

7.2　光学特雷门项目设计

7.2.1　光学特雷门元器件清单及主要元器件简介

表7-1　光学特雷门元器件清单

名　称	型　号	数　量
电位器	100 kΩ	1
无源蜂鸣器	N/A	1
电阻	22 Ω	1
电阻	100 kΩ	1
光敏电阻	N/A	1
轻触开关	N/A	1

1. 蜂鸣器

蜂鸣器（buzzer），如图7-1所示，是一种电子发声器，能发出某一固定音频的声音，犹如蜂鸣的声音。广泛应用于计算机、打印机、复印机、报警器、电子玩具、汽车电子设备、电话机、定时器等电子产品中，用作发声器件。

蜂鸣器有许多种分类方法，常分为有源蜂鸣器和无源蜂鸣器。有源蜂鸣器，控制简单，只要一通电就会叫，缺点是只能发出一种音调声音。无源蜂鸣器需要用外部信号控制其发声，可以发出不同音调的声音，能播放音乐。

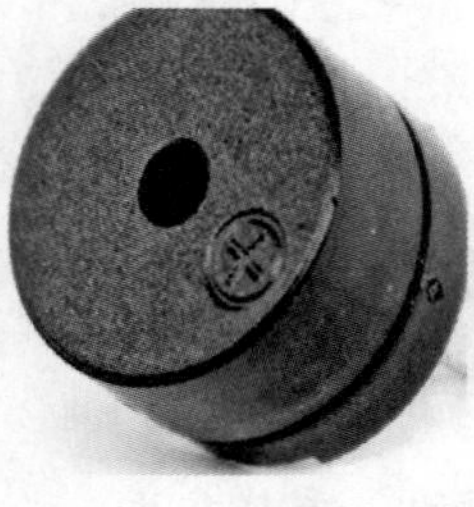

图7-1　蜂鸣器

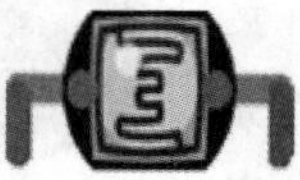

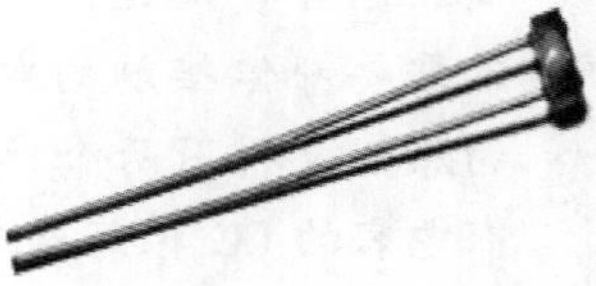

图7-2　光敏电阻

2. 光敏电阻

光敏电阻，顾名思义，是一种电阻。它的阻值随着外界光线的强弱而变化。光强度增大，阻值减小；光强度减小，阻值增大。这个特性使我们可以不通过身体接触就能改变电阻的大小。通过 Arduino 程序的处理，我们可以用电阻的变化来控制输出信号频率的变化，从而驱动蜂鸣器发出不同频率的声音。

此外，光敏电阻还可以用来检测光强度，例如，自动照明灯控制电路、手机中的屏幕亮度自动调节。

7.2.2 Arduino 编程知识

1. tone（）函数

在一个引脚上产生一个指定频率的方波，持续时间可以指定，或者调用 noTone（）函数去结束。这个引脚可以连接到一个压电式的蜂鸣器或者其他的喇叭来调成音调。

在同一时间只能产生一个音调。如果一个 tone（）已经在另外不同的引脚上工作了，再去调用 tone（）是没有效果的。如果在同一引脚上调用 tone（），就要设置它的频率。

语法：

tone（pin，frequency）；

tone（pin，frequency，duration）；

参数：

pin：产生音调的引脚。

frequency：频率（单位：Hz）－unsigned int。

duration：这个音调持续的时间（单位：μs）（是可选的）－unsigned long。

返回：无返回值。

> 注意：调用 tone（）函数会干扰到 PWM 输出引脚 3 和引脚 11。

2. noTone（）函数

停止 tone（）产生的方波。如果 tone（）没有调用就没有效果。如果你想在多个引脚放出不同的音调，就需要在一个引脚调用 noTone（），然后再在另一个引脚调用 tone（）。

语法：

noTone（pin）；

参数：

pin：停止产生 tone（）的引脚。

返回：无。

3. 逻辑变量和逻辑运算符

boolean：声明一个布尔变量，布尔变量只有 TRUE 和 FALSE 两种取值。

TRUE：真。

FALSE：假。

“!”代表取反运算。如“TRUE!”，即对“真”取反，结果为“假”，即 FALSE。

4. 自定义函数

自定义函数是与库函数相对应的一个概念，它不是开发环境中的函数库中已经有的函数，而是用户在使用过程中，自行编写的函数。用户自行定义的函数，只在当前的程序中调用，不能被别的程序调用。

在定义变量之后，主程序初始化模块之前需完成对自定义函数的声明和定义，随后写入相应的程序完成整个自定义函数。

通过本项目，我们将学习自定义函数的使用方式。

7.2.3　光学特雷门电路和控制程序原理

用光敏电阻实现手势输入。手靠得越近，光强度越小，电阻越大；手离得越远，光强度越大，电阻越小。通过手势输入改变电阻的大小，从而改变引脚输入的电压值，通过读取这个电压的变化控制输出方波的频率作出相应的变化，从而驱动蜂鸣器发出不同音调。这就是不用身体接触也能演奏的特雷门琴。如图 7－3 至图 7－7 所示。

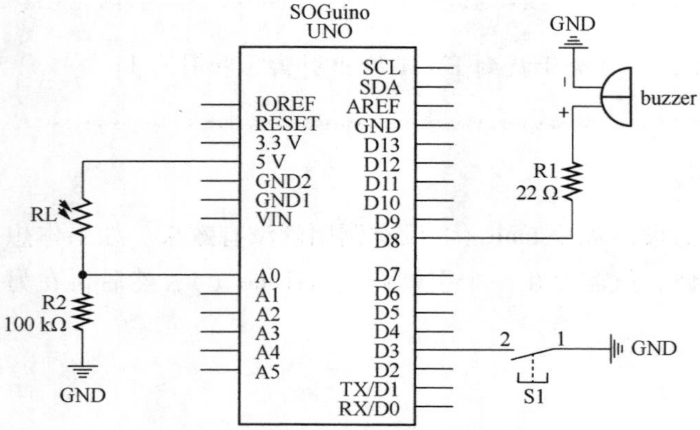

图 7－3　光学特雷门电路原理

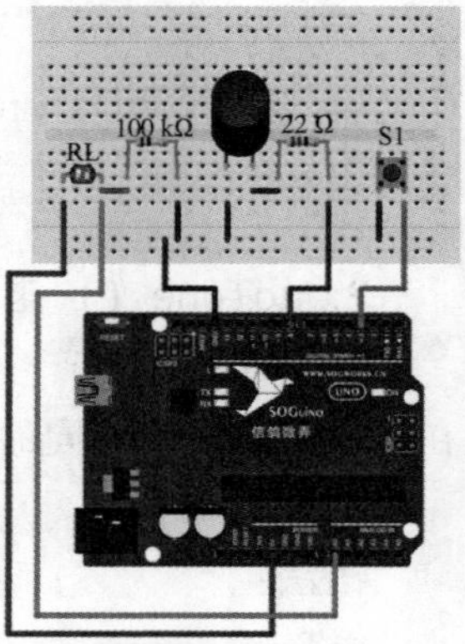

图 7－4　光学特雷门面包板实物连接

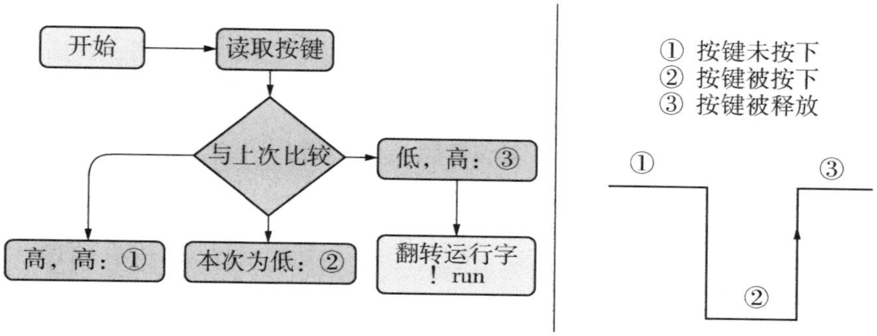

图7-5 光学特雷门之按键控制程序流程

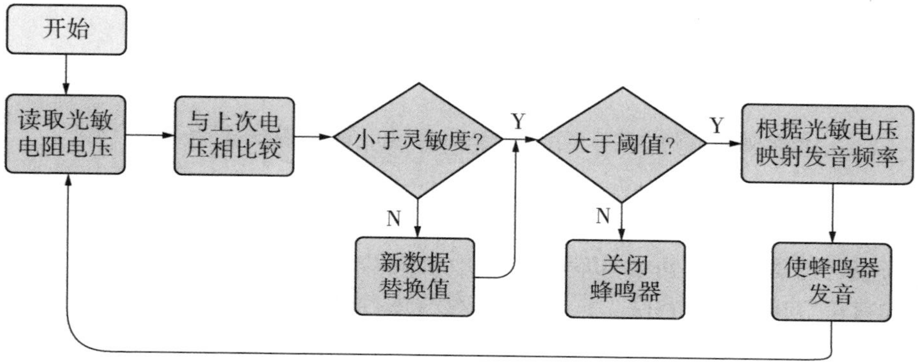

图7-6 光学特雷门控制程序流程（主程序）

示例程序：

```
//通过光敏电阻来调音，从而实现特雷门乐器
//引脚映射
int button =3;              //数字 D3 引脚连接开关声音的按键
int buzzer =8;              //数字 D8 引脚连接蜂鸣器
int rl = A0;                //光敏电阻在 A0 引脚
int rl_value0 =0;           //检测光敏引脚前一次的电压
int rl_value =0;            //检测光敏引脚后一次的电压
int pitch =500;             //蜂鸣器音调的频率值
int threshold =388;         //光敏输入的阈值
```

```
int button_state = HIGH;    //按键状态变量，用于判断按键是否按下
int sensitivity = 20;       //灵敏度参数
boolean run = false;        //如果 run 为 true 就运行特雷门乐器；如果为 false 就关闭乐器，让世界清静

//检测按键的函数
void buttonDetect () {
    if (digitalRead (button) == LOW) {      //如果读取到按键引脚为低电平，用 button_state 记录状态
    button_state = LOW;
    }
    else {          //如果读取到按键引脚为高电平
        if (button_state == LOW) {          //如果按键上次状态为低电平，则表示按键已释放
    button_state = HIGH;       //更新按键的新状态
    run = ! run;               //将运行位 run 取反
        }
    }
}
void setup () {
    pinMode (button, INPUT_PULLUP);       //将按键引脚设置为输入上拉模式
    pinMode (buzzer, OUTPUT);
    rl_value0 = analogRead (rl);          //读取光敏引脚上得电压
}

void loop () {
    buttonDetect ();                      //检测按键是否按下
    if (run) {                            //当 run 为 true，运行特雷门乐器程序
```

```
            rl_value = analogRead (rl);    //读取光敏上的电压
    //和上次读的电压做比较，如果超过灵敏度设置就将刚刚读到的电压赋给 rl_value0，用于蜂鸣器发音控制的输入
            if ((rl_value - rl_value0) > sensitivity || (rl_value0 - rl_value) > sensitivity) {
                rl_value0 = rl_value;
            }
            if (rl_value0 < threshold) {
                noTone (buzzer);           //如果电压小于阈值，关闭声音
            }
            else {
                pitch = map (rl_value0, threshold, 1023, 50, 4000); //将读取的电压映射为 50～4000 Hz 的频率
                tone (buzzer, pitch);
    //在蜂鸣器发出音调
                delay (100);
    //每个音调持续 100 ms
            }
        }
        else {
            noTone (buzzer);        //如果 run 为 false，关闭乐器
        }
    }
```

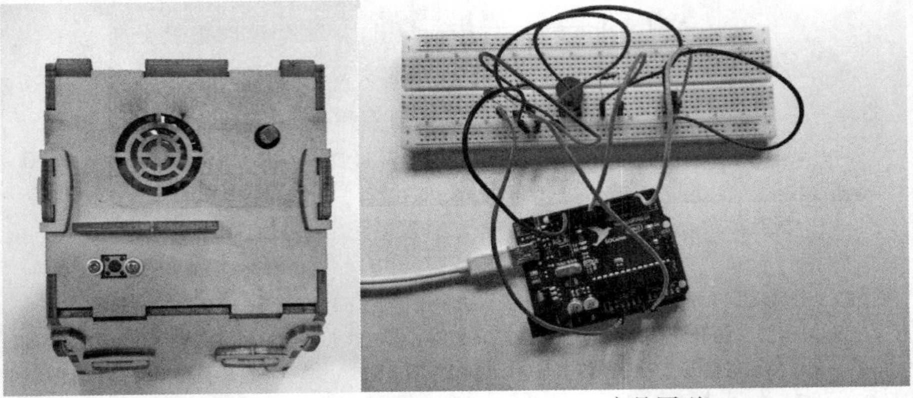

加上外壳　　　　产品原型

图7-7　特雷门琴

思考题：

1. buttonDetect（）函数改用按键下降沿触发。

2. 调节光敏电阻输入的域值，探索用光敏电阻控制蜂鸣器发出不同音调的方法并编程实现它。

第8章

数码管显示控制及其应用——计时项目制作

8.1 数码管简介

8.1.1 什么是数码管

数码管也称 LED 数码管，是一种半导体发光器件，其基本单元是发光二极管。数码管实际上是由 7 个发光管组成“8”字形而构成的，加上小数点就是 8 个。这些段分别由 A，B，C，D，E，F，G，DP 来表示。

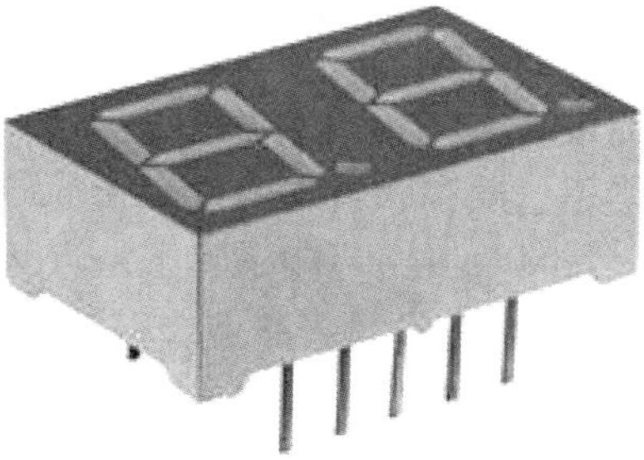

图 8-1 数码管实物

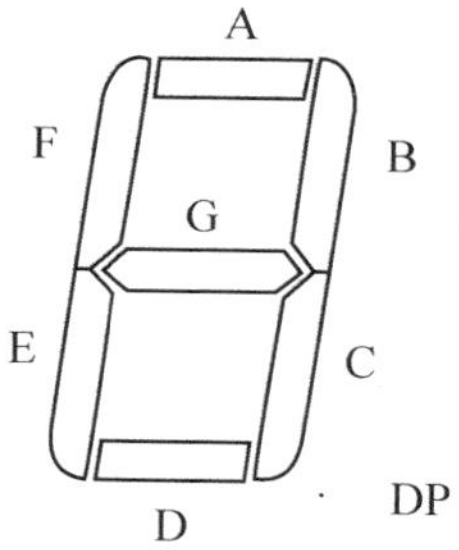

图 8-2 一位数码管示意

数码管是显示屏其中一类，通过对不同的管脚输入相对应的电压，使其发亮，从而显示出数字。由于它的价格便宜、使用简单，在电器中应用极为广泛，如空调、热水器、冰箱等。

在实际应用中，我们常用数码管显示时间、日期、温度等可以用数字来表示的参数。

8.1.2 一位数码管的原理和接法

一个一位数码管由多个发光二极管封装在一起组成“8”字型，引线已在内部连接完成。数码管的实质就是 LED，只需按照点亮 LED 的方法，点亮各个 LED 段，就可以显示出不同的数字图形。LED 数码管常用段数一般为 7 段，有的另加 1 个小数点。根据 LED 的不同接法，可分为共阴和共阳两类。了解 LED 的这些特性对编程是很重要的，因为不同接法的数码管所涉及引脚输出的控制也是不一样的。

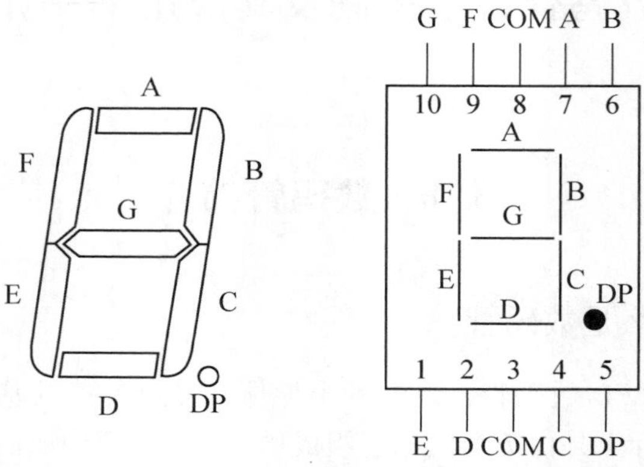

图 8－3　一位数码管外部引脚和内部结构示意

共阳极：位选为高电平（即 1）选中数码管，各段选为低电平（即 0 接地时）选中各数码段。

共阴极：位选为低电平（即 0）选中数码管，各段选为高电平（即 1 接 +5 V 时）选中各数码段。

当数码管特定的段加上电压后，这些特定的段就会发亮。如标号为｛A，B，C，D，E，F，G，DP｝的灯亮起（全亮），显示为数字“8”加上点号；标号为｛A，B，D，E，G｝的灯亮起，显示为“2”；标号为｛B，C，E，F，G｝的灯亮起，显示大写字母“H”。其他的以此类推。

数码管要正常显示，就要用驱动电路来驱动数码管的各个段码，从而显示出需要的数字，因此根据数码管的驱动方式的不同，可以分为静态式和动态式两类。

8.2　数码管静态驱动原理及其应用——倒计时项目制作

8.2.1　静态显示驱动

静态驱动也称直流驱动。静态驱动是指每个数码管的每一个段码都由一个单片机的 I/O 端口进行驱动，或者使用如 BCD 码二至十进制译码器译码进行驱动。静态驱动的优点是编程简单，显示亮度高，缺点是占用 I/O 端口多，不利于驱动多位数码管或者多个数码管。如驱动 5 个数码管静态显示则需要 40 根 I/O 端口来驱动，实际应用时必须增加译码驱动器进行驱动，这增加了硬件电路的复杂性。

8.2.2 一位数码管的静态驱动——倒计时项目制作

1. 元器件清单

表 8－1 倒计时项目元器件清单

名　称	型　号	数　量
无源蜂鸣器	N/A	1
电阻	100 Ω	1
电阻	22 Ω	1
一位数码管	共阴极	1
轻触开关	N/A	1
面包板	N/A	1
Mini-usb 线缆	N/A	1
杜邦线	N/A	若干

2. Arduino 编程知识

(1) 中断的概念。

中断是指 CPU 在处理某一事件 A 时，发生了另一事件 B 请求 CPU 立刻去处理（中断发生）；CPU 暂时停止当前的工作（中断响应），转而去处理事件 B（中断服务），待 CPU 处理事件 B 完成后，再回到原来事件 A 被中断的地方继续处理事件 A（中断返回）。

根据中断源的位置，有两种类型的中断。有的中断源在 CPU 的内部，称为内部中断。大多数的中断源在 CPU 的外部，称为外部中断。

根据中断引脚的不同，或者 CPU 响应中断的不同条件，也可以把中断划分为可屏蔽中断和不可屏蔽中断两种。

使用中断有以下优势：

①实行分时操作，提高 CPU 的效率。只有当服务对象向 CPU 发出中断申请时才去为它服务，这样我们就可以利用中断功能同时为多个对象服务，从而大大提高 CPU 的工作效率。

②实现实时处理。利用中断技术，各个服务对象可以根据需要随时向CPU发出中断申请，及时发现和处理中断请求。

对于Arduino UNO板，中断引脚为INT0（D2针脚：中断编号为0）、INT1（D3针脚：中断编号为1）。

（2）attachInterrupt（）——中断命令函数。

含义：中断命令，即在检测到某个中断触发时调用某中断子例程。

语法：attachInterrupt（interrupt，function，mode），此命令须在setup（）函数中进行设置。

参数：

interrupt：中断引脚数。

function：中断发生时调用的函数，此函数必须不带参数和不返回任何值。该函数有时被称为中断服务程序或者中断子例程（ISR）。

mode：定义何时发生中断以下四个contstants预定有效值：

①LOW：当引脚为低电平时，触发中断。

②CHANGE：当引脚电平发生改变时，触发中断。

③RISING：当引脚由低电平变为高电平时，触发中断。

④FALLING：当引脚由高电平变为低电平时，触发中断。

注意：

①当发生外部中断时，调用一个指定函数。当中断发生时，该函数会取代正在执行的程序。

②当中断函数发生时，delya（）和millis（）的数值将不会继续变化。当中断发生时，串口收到的数据可能会丢失。应该声明一个变量，用来在未发生中断时储存变量。

③重新分配中断。中断可以在任何时候通过attachInterrupt（）命令进行改变。当重新使用attachInterrupt（）时，先前分配的中断就会从对应引脚上移除。

④启用/停止中断。Arduino也可以忽略所有中断。如果你需要在一段代码中不执行中断，只需要执行noInterrupts（）命令。当这段代码执行完以后，你可以使用interrupts（）命令重新启用中断。

⑤删除中断。中断也可以通过detachInterrupt（interrupt_number）命令进行删除。

例如：

```
int pbIn =2;               //定义中断引脚为 INT0，也就是 D2 引脚
int ledOut = A0;           //定义输出指示灯引脚
volatile int state = LOW;  //定义默认输入状态，中断子例程中的操作的变量须用 volatile 修饰，否则不能及时改变其值。
```

示例程序：

```
void setup ( )
{
  //置 ledOut 引脚为输出状态
  pinMode (ledOut, OUTPUT);
  //监视中断输入引脚的变化，设置中断发生的模式为 CHANGE
  attachInterrupt (pbIn, stateChange, CHANGE);
}
void loop ( )
{
  //模拟长时间运行的进程或复杂的任务。
  for (int i =0; i  < 100; i + + )
   {
    //什么都不做，等待 10 ms
    delay (10);
   }
}
//以下是中断子例程
void stateChange ( )
{
  state = ! state;
  digitalWrite (ledOut, state);
}
```

（3）Volatile 修饰。

Volatile 常常放在数据类型的前面，改变编译器或者后面程序是对待这个变量的方式。将一个变量声明为 Volatile，对编译器来说是一个指令。编译器

是一个软件，该软件将你的 C/C + + 代码变成机器码。在 Arduino 的 Atmege 芯片中，这机器码就是 Atmege 真正的指令。

有 Volatile 修饰，编译器会直接到 RAM 中加载变量的值，而不是存储寄存器中的值。存储寄存器是临时存放变量的，而变量是被存起来的（就相当备份）。在特殊某些情况下，变量的值可能改变了，存储寄存器中的值还没有发生改变，而你的程序用的还是备份的值，就变得不准确了。被 Volatile 修饰的变量，可以实时地知道变量的值，而不是用备份的值。在 Arduino 中，只有一种情况用到 Volatile，那就是在中断子例程中。因为中断子例程发生时，其他的活动都暂时停止了，中断子例程中改变变量的值不能及时存储到存储寄存器中，所以我们需要用到 Volatile 修饰的变量。

（4） byte 变量

一个 byte 变量存储了 8 bit 的 unsigned 的数，从 0 ~ 255。

例如：

byte b = B10010;　　　　　// “B” 代表是二进制的格式

8. 2. 3　倒计时项目电路及程序原理

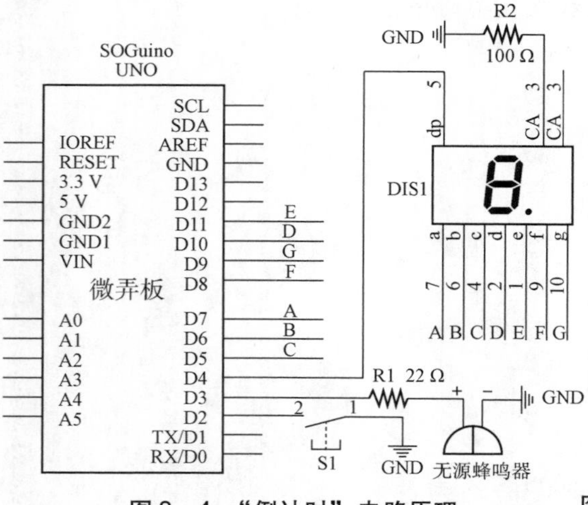

图 8 -4　“倒计时” 电路原理

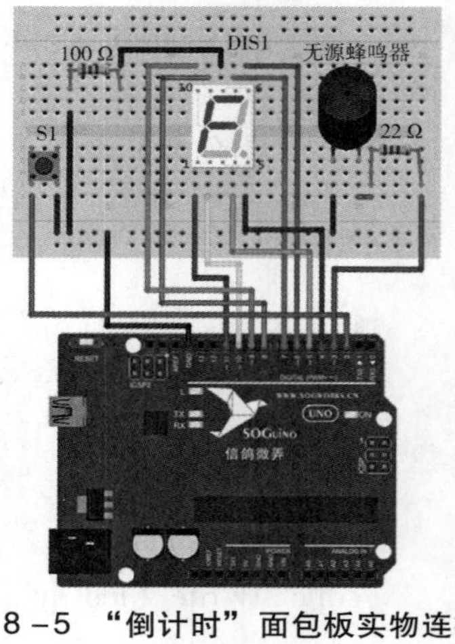

图 8 -5　“倒计时” 面包板实物连接

我们的目标是设计一个倒计时项目，在一位数码管显示倒计时，实现以下功能：

（1）从9～0的10 s倒计时。

（2）当倒计时到0时，执行5 s报警音。

（3）按键启动倒计时。

（4）如果倒计时已经开始，按键终止程序。

我们不仅需要对一位数码管进行静态驱动，而且要通过中断（按键产生）来控制数码管的启动和终止。

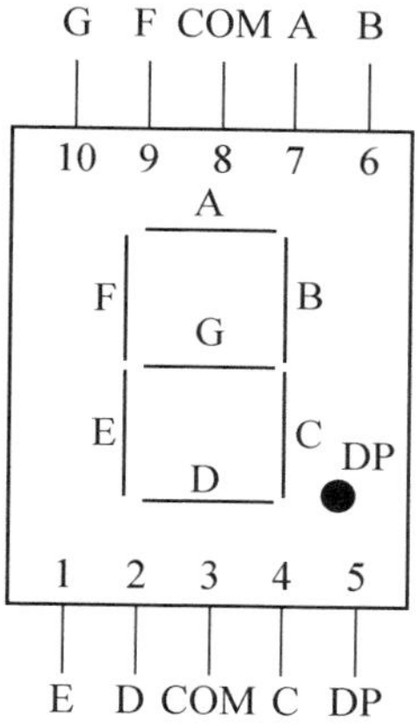

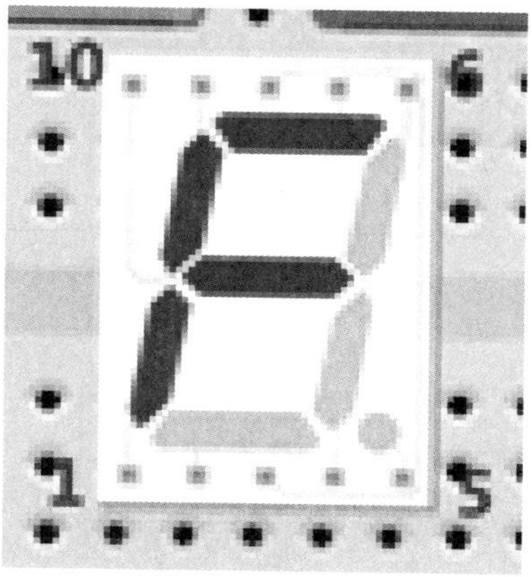

引脚辨认：将数码管有字符的一面朝向自己，逆时针引脚依次为1、2、3、4、5、6、7、8、9、10。

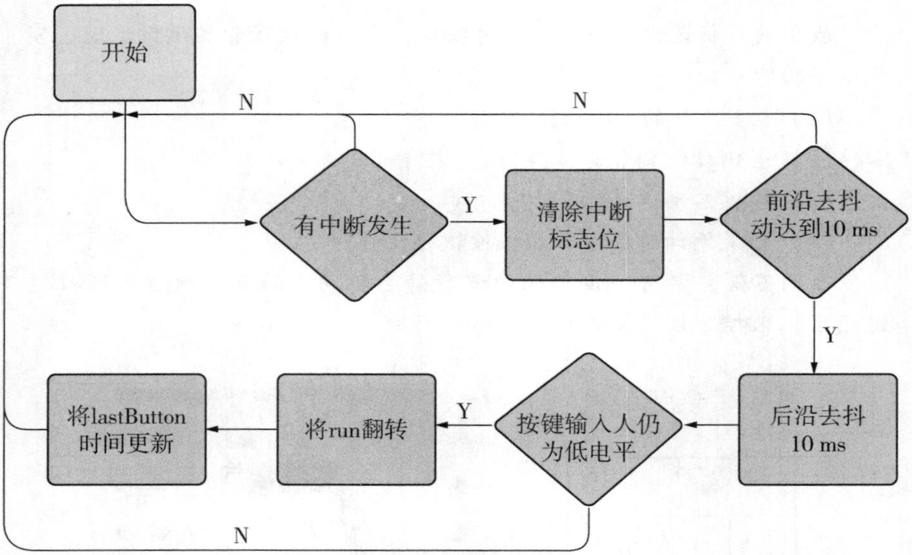

图8－6　按键检测程序流程

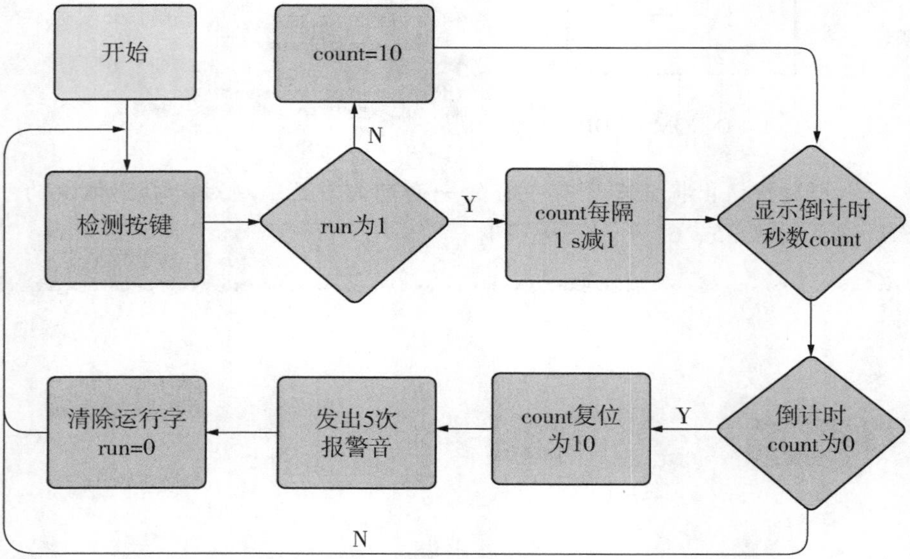

图8－7　主程序流程

示例程序：

//共阳极接法，COMMON 为 HIGH；共阴极接法，COMMON 为 LOW

```
const boolean COMMON = LOW;

//管脚映射
int aPin = 7;                         //数字接口 D7，连接数码管 a 段
int bPin = 6;                         //数字接口 D6，连接数码管 b 段
int cPin = 5;                         //数字接口 D5，连接数码管 c 段
int dPin = 10;                        //数字接口 D10，连接数码管 d 段
int ePin = 11;                        //数字接口 D11，连接数码管 e 段
int fPin = 8;                         //数字接口 D8，连接数码管 f 段
int gPin = 9;                         //数字接口 D9，连接数码管 g 段
int dpPin = 4;                        //数字接口 D4，连接数码管 dp 段
int button = 2;                       //数字接口 D2，接按键
int buzzer = 3;                       //数字接口 D3，接蜂鸣器
boolean run = 0;                      //运行状态字
boolean intFlag0 = 0;                 //外部中断 INT0 状态记录字
unsigned long lastCount;              //上次倒计时的时间戳
unsigned long lastButton;             //上次按键的时间戳
unsigned long lastAlarm;              //上次报警音的时间戳
unsigned long nowInt;                 //当前中断的时间戳
byte count = 9;                       //倒计时的秒数
```

//数码管显示函数，8 段对应 8 个参数；输入为 1 则点亮，输入为 0 则熄灭

```
void displaySeg (boolean a, boolean b, boolean c, boolean d,
boolean e, boolean f, boolean g, boolean dp) {
    if (a)    digitalWrite (aPin, ! COMMON);
    else      digitalWrite (aPin, COMMON);
    if (b)    digitalWrite (bPin, ! COMMON);
```

```
    else       digitalWrite (bPin, COMMON);
    if (c)     digitalWrite (cPin,! COMMON);
    else       digitalWrite (cPin, COMMON);
    if (d)     digitalWrite (dPin,! COMMON);
    else       digitalWrite (dPin, COMMON);
    if (e)     digitalWrite (ePin,! COMMON);
    else       digitalWrite (ePin, COMMON);
    if (f)     digitalWrite (fPin,! COMMON);
    else       digitalWrite (fPin, COMMON);
    if (g)     digitalWrite (gPin,! COMMON);
    else       digitalWrite (gPin, COMMON);
    if (dp)    digitalWrite (dpPin,! COMMON);
    else       digitalWrite (dpPin, COMMON);
}

//数字显示函数，参数为要显示的数字0～9
void displayNum (byte data) {
    switch (data) {
    case 0:      //显示数字0
        displaySeg (1, 1, 1, 1, 1, 1, 0, 0);
        break;
    case 1:      //显示数字1
        displaySeg (0, 1, 1, 0, 0, 0, 0, 0);
        break;
    case 2:      //显示数字2
        displaySeg (1, 1, 0, 1, 1, 0, 1, 0);
        break;
    case 3:      //显示数字3
        displaySeg (1, 1, 1, 1, 0, 0, 1, 0);
        break;
    case 4:         //显示数字4
```

```
            displaySeg (0, 1, 1, 0, 0, 1, 1, 0);
            break;
        case 5:          //显示数字5
            displaySeg (1, 0, 1, 1, 0, 1, 1, 0);
            break;
        case 6:          //显示数字6
            displaySeg (1, 0, 1, 1, 1, 1, 1, 0);
            break;
        case 7:          //显示数字7
            displaySeg (1, 1, 1, 0, 0, 0, 0, 0);
            break;
        case 8:          //显示数字8
            displaySeg (1, 1, 1, 1, 1, 1, 1, 0);
            break;
        case 9:          //显示数字9
            displaySeg (1, 1, 1, 1, 0, 1, 1, 0);
            break;
        default:       //如果输入不是0-9，全部熄灭
            displaySeg (0, 0, 0, 0, 0, 0, 0, 0);
        }
    }

    //按键检测函数
    void buttonDetect () {
        if (intFlag0 = =1) {      //检测中断标志位，没有则推出，有
则执行以下去抖操作
            intFlag0 =0;          //将中断标志清零
            if ((nowInt - lastButton) > =10) {     //前沿去抖10 ms
                delay (10);     //后沿去抖10 ms
                if (digitalRead (button) = =LOW) { //去抖后如果
是低电平，说明是按键输入有效
```

```
                lastButton = nowInt;        //本次的中断时间，赋
值给 lastButton
                run = ! run;    //翻转 run 运行字
            }
        }
    }
}

//外部中断 0 函数，这里是按键中断
void buttonPress () {
    nowInt = millis ();      //更新现在的时间
    intFlag0 = 1;            //置位中断标志位
}

void setup () {
    for (int i = 3; i < = 13; i + +) {   //设置引脚 4—11 为输出
模式
        pinMode (i, OUTPUT);
    }
    count = 10;              //初始化要倒计时的秒数
    pinMode (button, INPUT_PULLUP);    //设置数字引脚 D2 为
输入，上拉电阻
    lastButton = millis ();  //初始化时间戳
    //设置中断向量，INT0 的 ISR 为 buttonPress，检测下降沿
    attachInterrupt (0, buttonPress, FALLING);
}

void loop () {
    buttonDetect ();         //检测按键
    //如果 run 为 1，则运行倒计时，否则停止
    if (run) {
```

```
            if (millis () - lastCount > =1000) {
                lastCount = millis ();
                count - - ;
            }
        }
        else {
            count =10;
        }
        displayNum (count);    //显示倒计时的秒数
        if (count = =0) {  //如果时间到了，就保持显示 0，复位
count 为 10，执行报警音程序
            count =10;
            //循环 5 次，发出 5 次报警音，每次响 500 ms，1000 Hz
音调，停 500 ms
            for (int i =0; i<5; i + +) {
                lastAlarm = millis (); //初始化报警音时间戳
                while (millis () -lastAlarm < =500) {  //1000 Hz
音调，执行 500 ms
                    tone (buzzer, 1000);
                    buttonDetect ();    //键盘检测，如果有 run 为
0 则跳出
                    if (! run) {
                        noTone (buzzer);
                        break;
                    }
                }
                if (! run) break;
                lastAlarm = millis ();   //初始化上次报警音时间戳
                while (millis () -lastAlarm < =500) {  //静默
500 ms
                    noTone (buzzer);
```

```
                    buttonDetect ();    //键盘检测，如果有 run 为
0 则跳出
                    if (! run) break;
                }
                if (! run) break;
            }
            run =0;    //运行结束，清 run 为 0
        }
    }
```

上述程序中的管脚显示函数在驱动数码管的时候经常用到，可以拷贝下来以后直接调用。

8.3 数码管动态驱动原理及其应用

8.3.1 动态显示驱动

动态显示驱动，实际上利用了视觉暂留效应，将控制的多个数码管或者多位数码管，依次显示一段很短的时间。通过分时、轮流使各个数码管导通点亮 1 ～2 ms，造成每个数码管都被点亮的视觉暂留假象。

数码管动态显示接口是单片机中应用非常广泛的显示方式之一，动态驱动是将所有数码管的 8 个标号为“A，B，C，D，E，F，G，DP”的端连在一起，另外为每个数码管的公共极（例如公共阳极）增加“位选通控制电路”，“位选通”由各自独立的 I/O 线控制。当单片机输出字形码时，所有数码管都接收到相同的字形码，但究竟是哪个数码管会显示出字形，取决于单片机对“位选通”电路的控制，因此只要将需要显示的数码管的选通控制打开，该位就显示出字形，没有选通的数码管就不会亮（如图 8 -10 所示）。只要扫描的速度足够快，给人的印象就是一组稳定的显示数据，不会有闪烁感，动态显示的效果和静态显示是一样的，能够节省大量的 I/O 端口，而且功耗更低。

8.3.2 四位数码管的动态驱动实验："时间在这里"项目

1. 元器件清单及重要元器件简介

表8－2 "时间在这里"项目元器件清单

名　称	型　号	数　量
四位数码管	共阳极	1
电阻	100 Ω	4
面包板	N/A	1
Mini-usb 线缆	N/A	1
杜邦线	N/A	若干

四位数码管与一位数码管类似，它能同时显示4位数字。

四位数码管有几种类型，主要区别在于有无小数点及冒号的位置。我们选用的是如图8－8所示的四位共阳极数码管，中间有冒号，无小数点，便于显示时间。

四位数码管的外部引脚如图8－9所示。让四位数码管有印字符的一面朝向自己，从左到右逆时针引脚依次为1、2、3、4、5、6、7、8、9、10、11、12。

四位数码管的显示与一位数码管相同，只是稍显复杂。显示数字时，和一位数码管一样，各个位分别将12、9、8、6号引脚作为"开关"，依次显示(分时显示)。理论上，各个位的数字是依次显示的，但是当显示的时间间隔很小时，由于视觉暂留现象，人眼就无法区别哪个位是先显示的，哪个位是后显示的，看上去同时显示的。

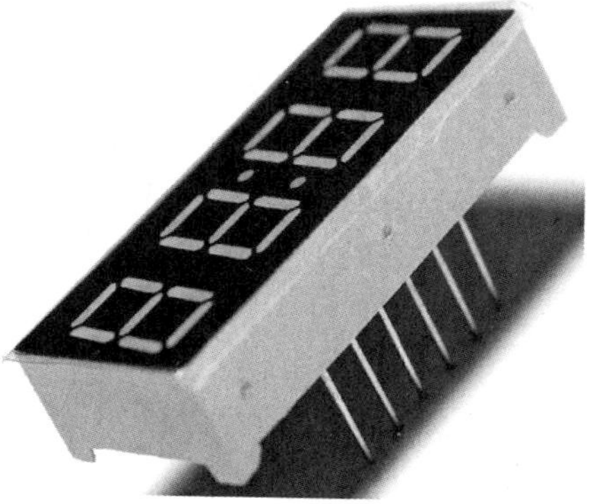

图8－8　四位数码管实物

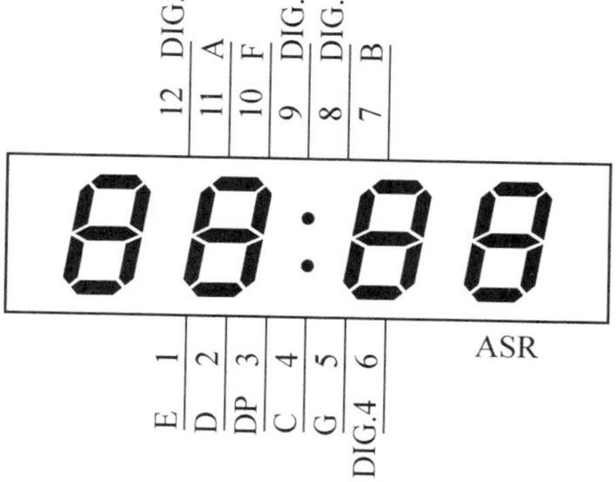

图8－9　四位数码管引脚

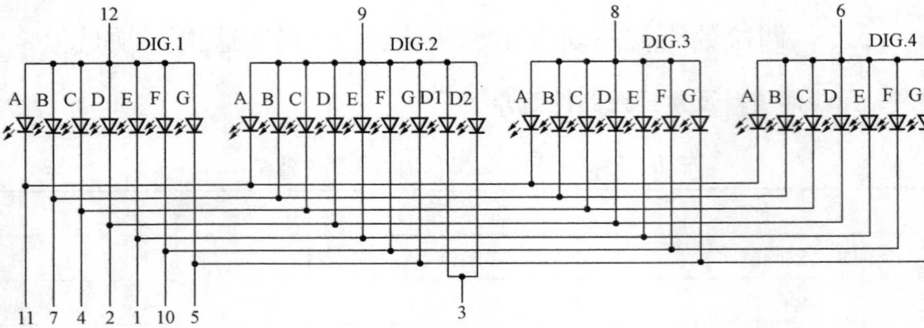

图 8－10　四位数码管动态驱动电路（共阳极）

2. Arduino 编程知识

数组是一个变量的集合，可以利用索引值访问。数组在 C 语言程序中可以变得很复杂，但是在 Arduino 中，数组的使用是相对直接的，没那么复杂。

（1）创建或声明一个数组。

用下面的方法去创建（声明）一个数组都是有效的：

```
int myInts [6];
int myPins [] = {2, 4, 8, 3, 6};
int mySensVals [6] = {2, 4, -8, 3, 2};
char message [6] = " Hello";
```

你也可以声明一个数组，但是不去初始化，就像 myInts。在 myPins 中，我们没有声明一个数组有多少字节。编译器会计算字节个数，并且创建合适的字节个数。

你还可以初始化并分配你的数组的大小，就像 mySensVals。注意当你声明一个 char 类型的数组时，要再多加一个空字符的元素。

（2）访问数组。

数组是从 0 的位置开始检索的，关于数组的初始化，数组的第一个元素的检索值是 0，因此，mySensVals ［0］为 2，mySensVals ［1］为 4，依次类推。

这也就是说：如果一数组中有 10 个元素，那么检索值为 9 的元素就是最后一个元素。例如：

```
int myArray [10] = {9, 3, 2, 4, 3, 2, 7, 8, 9, 11};
//myArray [9] 等于 11。
//myArray [10] 越界了，等于一个不可预知的数。
```

因此，你必须小心地访问数组。访问数组 size－1 以后的元素就是越界访问。被越界访问的内存可能被用于其他的用途。这些地址的数据很可能是没用的数据。向这些地址里写东西，很可能造成严重的后果，例如程序跑飞或崩盘，因此严禁往这些地址里写东西。这样做也是很难调试追踪漏洞的。

（3）给数组赋值。

一个一个元素去赋值，如“mySensVals [0] =10;”。

（4）取数组里的值。

一个一个元素地取值，如“x = mySensVals [4];”。

（5）数组和 For 循环。

数组的下标用作循环计数，数组的操作经常在 For 内循环。

例如，通过串口打印数组的每个元素：

```
int i;
for (i =0; i < 5; i=i + 1) {
Serial. println (myPins [i]);
}
```

3.“时间在这里”项目电路和程序原理

本实验设计的目标是用四位数码管显示时间，需要运用数码管的动态驱动。实现以下的功能：

（1）从串口接收设定时间（小时与分钟）。

（2）根据系统时钟开始计时。

（3）在数码管上显示实时小时与分钟。

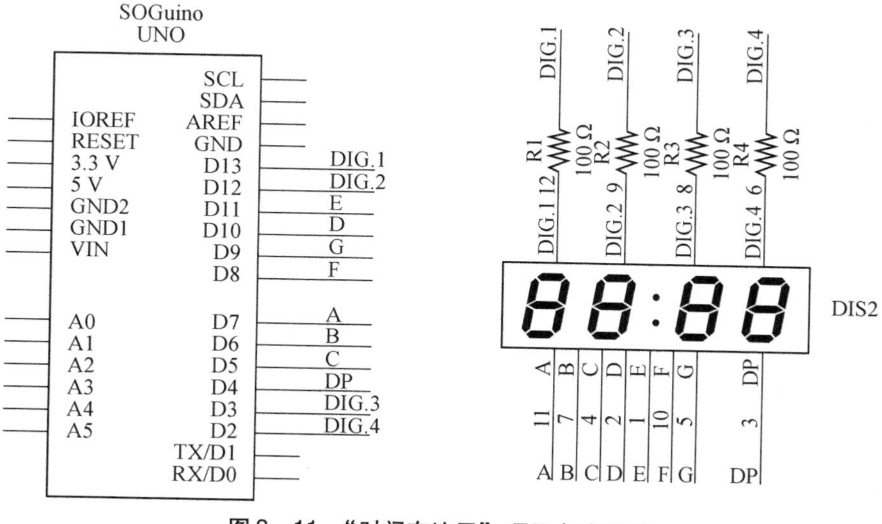

图8－11 “时间在这里”项目电路原理

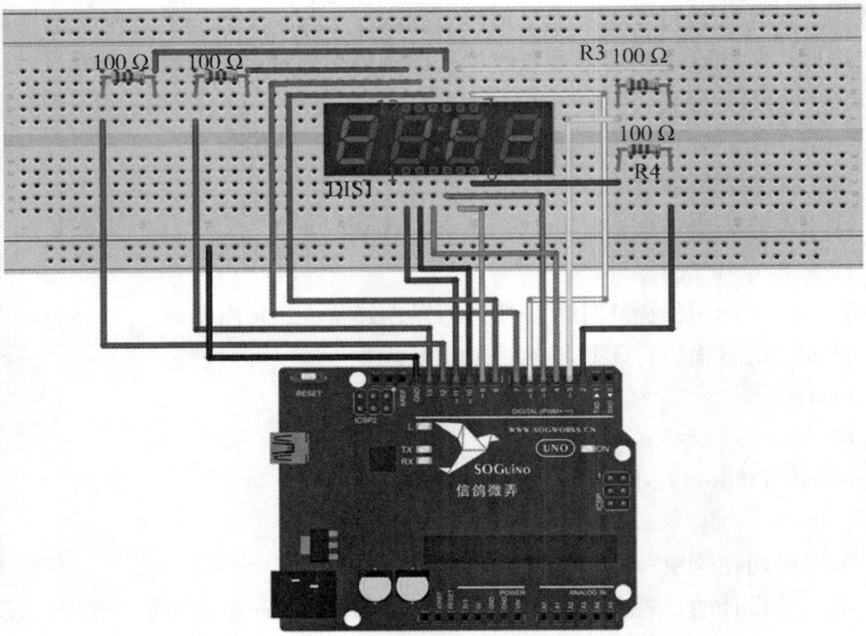

图 8－12 “时间在这里”面包板实物连接

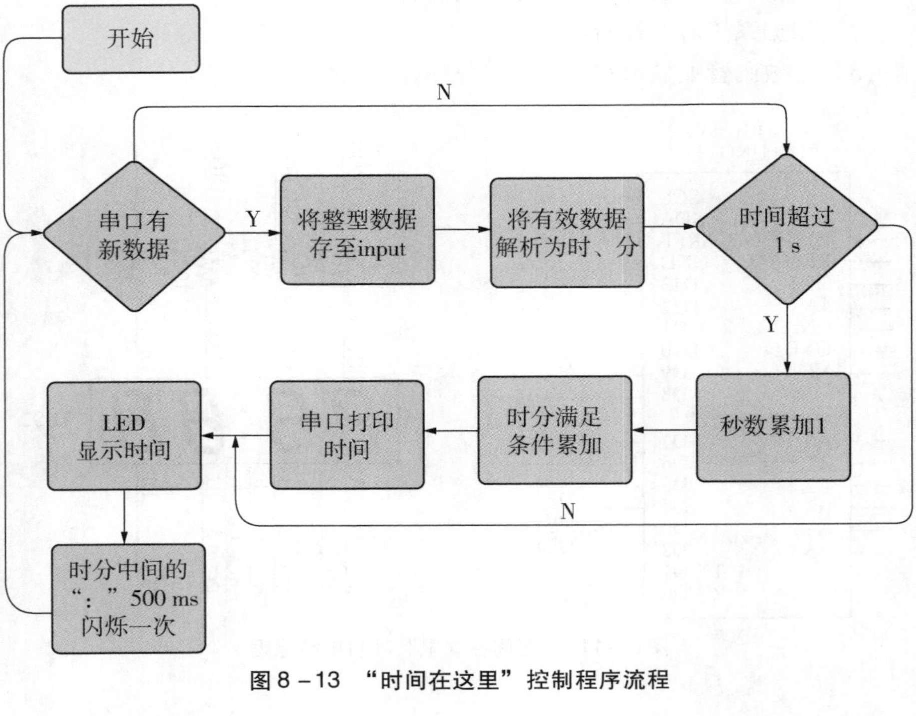

图 8－13 “时间在这里”控制程序流程

示例程序：

```
//COMMON 为高电平，共阳极接法的数码管
const boolean COMMON = HIGH；

//管脚映射
int aPin =7；    //定义数字接口 D7，连接四位数码管 a 段
int bPin =6；    //定义数字接口 D6 连接四位数码管 b 段
int cPin =5；    //定义数字接口 D5，连接四位数码管 c 段
int dPin =10；    //定义数字接口 D10，连接四位数码管 d 段
int ePin =11；    //定义数字接口 D11，连接四位数码管 e 段
int fPin =8；    //定义数字接口 D8，连接四位数码管 f
int gPin =9；    //定义数字接口 D9，连接四位数码管 g 段
int dpPin =4；    //定义数字接口 D4，连接四位数码管 “:”
int digit [4] = {
  13，12，3，2}；              //四位数码管，从左到右它们的共阳极引脚分别接 UNO 板的引脚 13，12，3，2

int interval =2；                //每位数码管显示延时时间，一般选 1 ～2 ms
boolean dotsState = 0；   //数码管中间的 “:” 显示状态，1 为显示，0 为不显示


unsigned long offset =0；   //以 ms 计的时间戳
unsigned long now =0；   //当前时间，单位为 ms
unsigned long dots_toggle =0；   //数码管 “:” 显示切换时间
int input；   //串口读数据寄存器
byte hour =12；   //小时变量，0 ～23
byte minute =0；   //分钟变量，0 ～59
byte second =0；   //秒变量，0 ～59

//数码管显示函数，8 段对应 8 个参数；输入为 1 则点亮，输入为 0 则熄灭
```

```
void displaySeg (boolean a, boolean b, boolean c, boolean d,
boolean e, boolean f, boolean g, boolean dp) {
  if (a)       digitalWrite (aPin,! COMMON);
  else     digitalWrite (aPin, COMMON);
  if (b)       digitalWrite (bPin,! COMMON);
  else     digitalWrite (bPin, COMMON);
  if (c)       digitalWrite (cPin,! COMMON);
  else     digitalWrite (cPin, COMMON);
  if (d)       digitalWrite (dPin,! COMMON);
  else     digitalWrite (dPin, COMMON);
  if (e)       digitalWrite (ePin,! COMMON);
  else     digitalWrite (ePin, COMMON);
  if (f)       digitalWrite (fPin,! COMMON);
  else     digitalWrite (fPin, COMMON);
  if (g)       digitalWrite (gPin,! COMMON);
  else     digitalWrite (gPin, COMMON);
  if (dp)      digitalWrite (dpPin,! COMMON);
  else     digitalWrite (dpPin, COMMON);
}

//将4位数码管全部熄灭，清屏
void clearLED ()
{
  displaySeg (0, 0, 0, 0, 0, 0, 0, 0);

  for (int i =0; i <4; i + +) {
    digitalWrite (digit [i],! COMMON);
  }
}

//数码显示函数，参数n为第几位数码管，参数data为要显示的数
字0-9
```

```
void displayNum (byte n, byte data) {
  clearLED ();
  switch (data) {
  case 0:
    displaySeg (1, 1, 1, 1, 1, 1, 0, 0);
    break;
  case 1:
    displaySeg (0, 1, 1, 0, 0, 0, 0, 0);
    break;
  case 2:
    displaySeg (1, 1, 0, 1, 1, 0, 1, 0);
    break;
  case 3:
    displaySeg (1, 1, 1, 1, 0, 0, 1, 0);
    break;
  case 4:
    displaySeg (0, 1, 1, 0, 0, 1, 1, 0);
    break;
  case 5:
    displaySeg (1, 0, 1, 1, 0, 1, 1, 0);
    break;
  case 6:
    displaySeg (1, 0, 1, 1, 1, 1, 1, 0);
    break;
  case 7:
    displaySeg (1, 1, 1, 0, 0, 0, 0, 0);
    break;
  case 8:
    displaySeg (1, 1, 1, 1, 1, 1, 1, 0);
    break;
```

```
    case 9:
      displaySeg (1, 1, 1, 1, 0, 1, 1, 0);

      break;
    default:
      displaySeg (0, 0, 0, 0, 0, 0, 0, 0);

    }
    for (int i =0; i <4; i + + ) {
      digitalWrite (digit [i],! COMMON);
    }
    digitalWrite (digit [n], COMMON);    //点亮第 n 个数码管
  }

  //dotsState 为 1 则点亮‘:’, 为 0 则熄灭所有显示
  void displayDots ()
  {
    clearLED ();
    if (dotsState) {
      displaySeg (0, 0, 0, 0, 0, 0, 0, 1);
      digitalWrite (digit [1], COMMON);
    }
    delay (interval);    //这句很关键, 否则:"会不够亮"
  }

  //显示时间的函数, 第一个参数 h 为小时, 第二个参数 m 为分钟
  void displayTime (byte h, byte m) {
    displayNum (0, h/10);    //显示小时十位内容, h 被声明为整
数 (byte 变量, 0～255 之间的整数), 所以 h 除以 10 将会被舍去小数
部分
    delay (interval);    //保持一定时间, 否则数码不够亮
```

```
        displayNum (1, h%10);    //显示小时个位内容，这里"%"
号不是表示百分比，而是求余数的运算符。"h%10"即h除以10的余
数，即个位内容，下面的也类似。
        delay (interval);
        displayNum (2, m/10);    //显示分钟十位内容
        delay (interval);
        displayNum (3, m%10);    //显示分钟个位内容
        delay (interval);
        clearLED ();
    }
    Serial.begin (9600);         //设置串口波特率为9600
    for (int i=2; i<=13; i++)
      pinMode (i, OUTPUT);           //设置引脚2—13为输出模式
    dots_toggle=millis ();           //初始化变量为当前时间
    Serial.println ("Please input current time: HHMM");
  }

  void loop ()
  {
    if (Serial.available () >0) {
      input=Serial.parseInt ();    //从串口接收数据
      delay (1);
      //对数据进行筛选，必须大于0，小时小于24，分钟小于60
      if (input>=0&&input/100<24&&input%100<60) {
        minute=input%100;    //把输入的分钟数存入minute变量
        hour=input/100;    //把输入的小时数存入hour变量
        offset=millis ();    //记录此时的系统时间（单位：ms)
        second=30;    //second变量秒初始化为30
      }
    }
  void setup ()
```

```
    {
      now = millis ();
      if (now - offset > = 1000) {  //判断时间是否过了1 s
        offset = offset + 1000;    //另一种做法会更精确：offset = offset
+1000;
        second + +;     //秒进位
        if (second = =60) {             //如果秒到了60则归0，分钟
进位
          second =0;
          minute + +;
          if (minute = =60) {  //如果分钟累积到了60，则归0，小
时进位
            minute =0;
            hour + +;
            if (hour = =24) {  //如果小时累积到了24，则归0
              hour =0;
            }
          }
        }
        Serial. print (hour, DEC);          //在串口打印当前小时数
        Serial. print (":");                //打印“:”
        Serial. print (minute, DEC);        //在串口打印当前分钟数
        Serial. print (":");                //打印“:”
        Serial. println (second, DEC);      //在串口打印当前秒数
      }
      displayTime (hour, minute);           //在数码管显示当前小时与
分钟

      now = millis ();
      if (now - dots_toggle > =500) {       //每1 s显示“:”500 ms，
熄灭500 ms
        dotsState = ! dotsState;
```

```
        dots_toggle = now;
    }
    displayDots ();
}
```

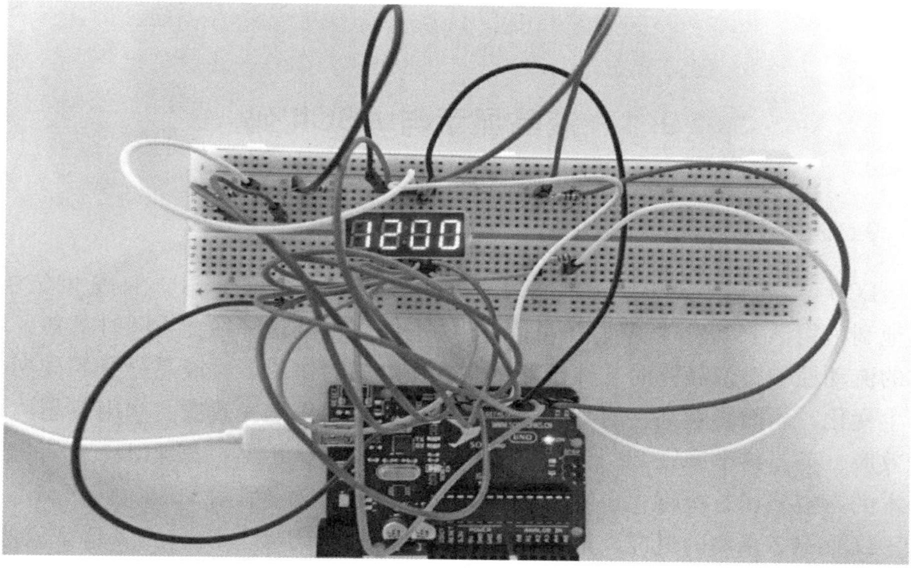

“时间在这里”产品原型

思考题：

1. 如何防止按键抖动造成的错误中断，如何实现它？

2. 在数码管显示函数中增加A，B，C，D，E，F，G等字母的显示。

3. 思考如何使用按钮来调节时间，实现了这个功能的就是电子表的原型机。

第9章

液晶显示原理及其应用——“神码 ASCII”项目制作

9.1 液晶显示与 ASCII 码

9.1.1 LCD 简介

LCD（liquid crystal display）已经并不算新鲜的名词了。早在19世纪末，奥地利植物学家就发现了液晶，即液态的晶体，也就是一种物质同时具备了液体的流动性和类似晶体的某种排列特性。在电场的作用下，液晶分子的排列会产生变化，从而影响到它的光学性质，这种现象叫作电光效应。利用液晶的电光效应，英国科学家在20世纪制造了第一块液晶显示器，即LCD。1973年，日本的声宝公司首次将它运用于制作电子计算器的数字显示。

LCD1602是用的最广、最简单，也是最适合学习液晶知识的液晶显示器。LCD1602是两行显示的液晶，每行最多显示16个字符（里面总共有160个字符），其中包括阿拉伯数字、大小写的英文字母，常用符号，及日文的假名，每个字符对应一个ASCII码，我们通过向液晶发送相应符号的ASCII码来显示这个字符。

9.1.2 ASCII 码简介

ASCII（American standard code for information interchange，美国信息交换标准代码）是基于拉丁字母的一套电脑编码系统，主要用于显示现代英语和其他西欧语言。它是现今最通用的单字节编码系统，并等同于国际标准ISO/IEC 646。请注意，ASCII不是ASCⅡ（罗马数字），有很多人在这个地方产生误解。

在计算机中，所有的数据在存储和运算时都要使用二进制数表示（因为计算机用高电平和低电平分别表示1和0），例如，像a、b、c、d这样的52个字母（包括大写），以及0、1等数字还有一些常用的符号（例如＊、#、@等）在计算机中存储时也要使用二进制数来表示。虽然具体用哪些二进制数字表示哪个符号是每个人都可以约定自己的一套（这就叫编码），但是大家如果想互相通信而不造成混乱，那么大家就必须使用相同的编码规则。于是，美国有关的标准化组织就出台了ASCII编码，统一规定了上述常用符号用哪些二进制数来表示。

表9－1　ASCII码对照

Ctrl	Dec	Hex	Char	Code	Dec	Hex	Char	Dec	Hex	Char	Dec	Hex	Char
^@	0	00		NUL	32	20		64	40	@	96	60	`
^A	1	01		SOH	33	21	!	65	41	A	97	61	a
^B	2	02		STX	34	22	"	66	42	B	98	62	b
^C	3	03		ETX	35	23	#	67	43	C	99	63	c
^D	4	04		EOT	36	24	$	68	44	D	100	64	d
^E	5	05		ENQ	37	25	%	69	45	E	101	65	e
^F	6	06		ACK	38	26	&	70	46	F	102	66	f
^G	7	07		BEL	39	27	´	71	47	G	103	67	g
^H	8	08		BS	40	28	(	72	48	H	104	68	h
^I	9	09		HT	41	29	)	73	49	I	105	69	i
^J	10	0A		LF	42	2A	*	74	4A	J	106	6A	j
^K	11	0B		VT	43	2B	+	75	4B	K	107	6B	k
^L	12	0C		FF	44	2C	,	76	4C	L	108	6C	l
^M	13	0D		CR	45	2D	-	77	4D	M	109	6D	m
^N	14	0E		SO	46	2E	.	78	4E	N	110	6E	n
^O	15	0F		SI	47	2F	/	79	4F	O	111	6F	o
^P	16	10		DLE	48	30	0	80	50	P	112	70	p
^Q	17	11		DC1	49	31	1	81	51	Q	113	71	q
^R	18	12		DC2	50	32	2	82	52	R	114	72	r
^S	19	13		DC3	51	33	3	83	53	S	115	73	s
^T	20	14		DC4	52	34	4	84	54	T	116	74	t
^U	21	15		NAK	53	35	5	85	55	U	117	75	u
^V	22	16		SYN	54	36	6	86	56	V	118	76	v
^W	23	17		ETB	55	37	7	87	57	W	119	77	w
^X	24	18		CAN	56	38	8	88	58	X	120	78	x
^Y	25	19		EM	57	39	9	89	59	Y	121	79	y
^Z	26	1A		SUB	58	3A	:	90	5A	Z	122	7A	z
^[	27	1B		ESC	59	3B	;	91	5B	[	123	7B	{
^\	28	1C		FS	60	3C	<	92	5C	\	124	7C	|
^]	29	1D		GS	61	3D	=	93	5D	]	125	7D	}
^^	30	1E	▲	RS	62	3E	>	94	5E	^	126	7E	~
^_	31	1F	▼	US	63	3F	?	95	5F	_	127	7F	⌂*

9.2 液晶显示ASCII码实验——“神码ASCII”项目

9.2.1 元器件清单及重要元器件简介

表9-2 “神码ASCII”项目元器件清单

名　　称	型　　号	数　　量
液晶屏	LCD1602	1
电位器	100 kΩ	1
轻触开关	N/A	2
面包板	N/A	1
Mini-usb 线缆	N/A	1
杜邦线	N/A	若干

LCD1602是市面上常见的液晶显示屏（图9-1），主要用在单色英文字母的显示，能显示2行字母，每一行16个。

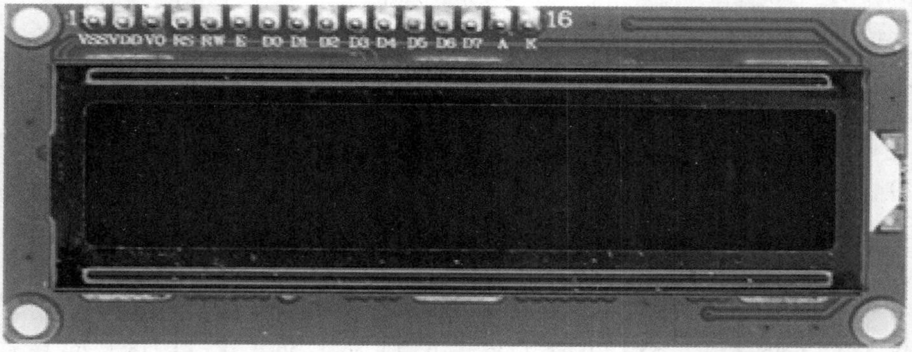

图9-1 LCD1602实物

LCD1602主要技术参数：

(1) 显示容量为32个字符；

(2) 芯片工作电压为4.5～5.5 V；

(3) 工作电流为2.0 mA (5.0 V)；

(4) 模块最佳工作电压为5.0 V；

(5) 字符尺寸为2.95 mm×4.35 mm。

表 9-3 LCD1602 引脚

编号	符号	引脚说明	编号	符号	引脚说明
1	VSS	电源地	9	D2	Date I/O
2	VDD	电源正极	10	D3	Date I/O
3	VL	液晶显示偏压信号	11	D4	Date I/O
4	RS	数据/命令选择端（V/L）	12	D5	Date I/O
5	R/W	读/写选择端（H/L）	13	D6	Date I/O
6	E	使能信号	14	D7	Date I/O
7	D0	Date I/O	15	DLA	背光源正极
8	D1	Date I/O	16	BLK	背光源正极

对于使用 Arduino 的人来讲，我们只需要知道下面几点，其他的只需要根据相应电路图连线就可以满足应用需求了：

（1）引脚 A，K（BLA，BLK）是背光灯，不接也是可以显示的，只是没有背光效果。

（2）引脚 V0（有的产品标为 VL）是用来调节对比度的，一般接电位器（不大于 5000 Ω）来调节。

（3）D0 ~ D7 是数据引脚，和主控板通信用的。

9.2.2 Arduino 编程知识

1. #include

#include 用于包含你的库。这可以让程序员访问一个标准 C 库（C 库就是多个已经写好的函数）。

主要参考 AVR C 库（AVR 是基于 Atmel 公司的芯片，而 Arduino 用的就是 AVR 芯片）连接。注意，#include 和#define 类似，都没有分号“;”，如果加了分号编译器会报错。

示例：

```
#include <avr/pgmspace.h>
```

2. 为 Arduino 添加外来库文件

当你的 Arduino IDE 中已经有了某个库，直接调用的时候使用#include 包含这个库即可。但有时候项目中用到的库是原先没有的，此时需要添加相应的库，步骤如下：

（1）双击打开 Arduino 软件，如图 9－2 所示，选择“项目”选项。

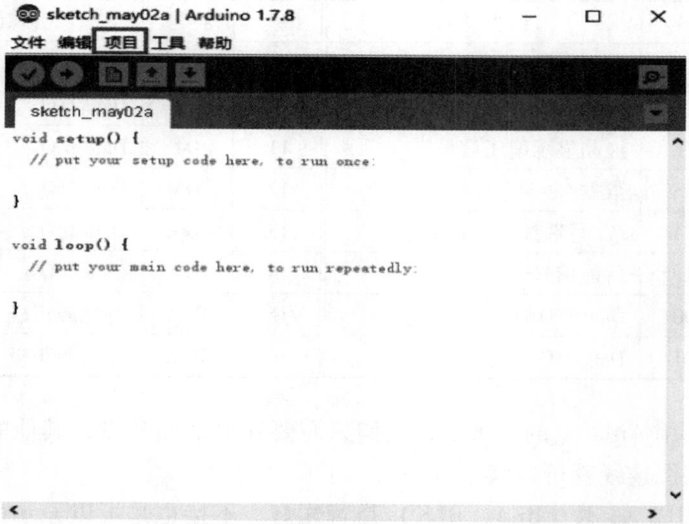

图 9－2　添加外来库——选择“项目”选项

（2）选择项目下的“导入库”——单击“添加库”，如图 9－3 所示。

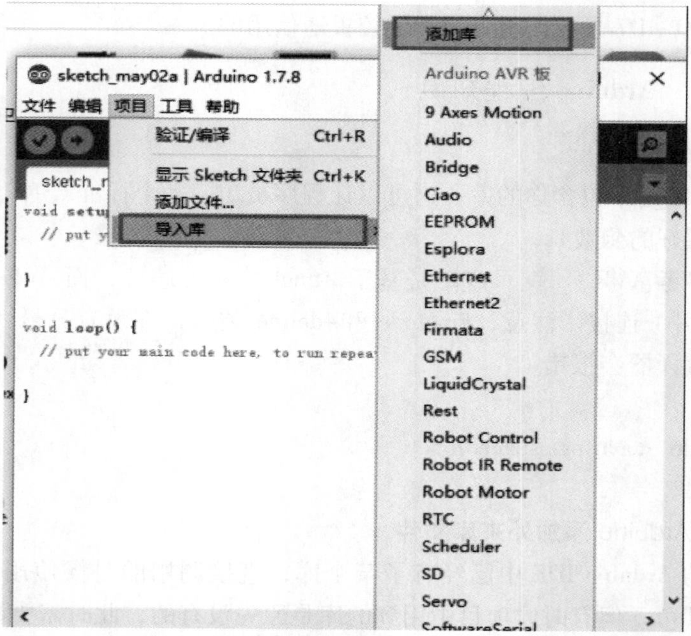

图 9－3　添加外来库——导入库、添加库

（3）选择要添加库文件的压缩文件，单击“打开”，如图9－4所示。

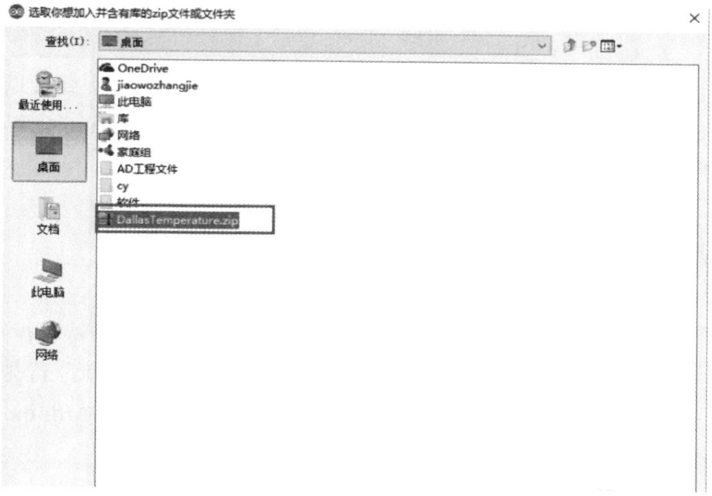

图9－4　选择要添加的压缩文件

（4）库文件成功加载后，在Arduino IDE上会显示出库文件加载成功，如图9－5所示。

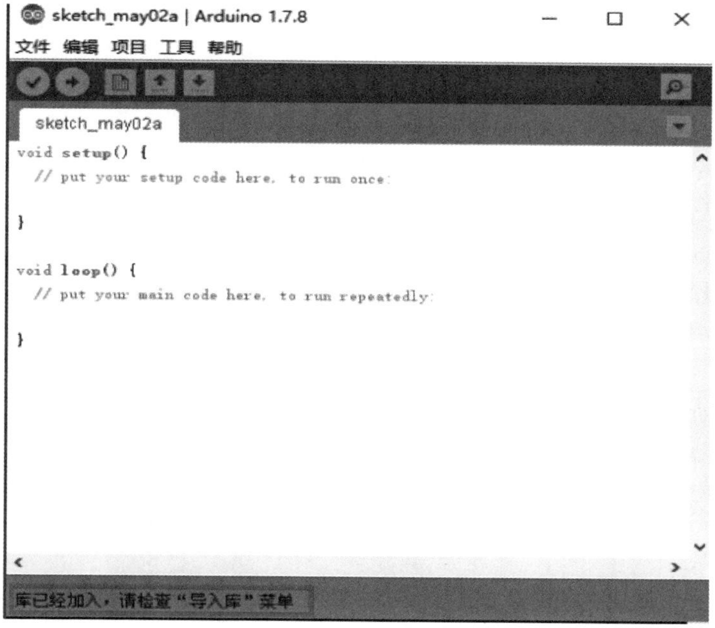

图9－5　库已经加入

（5）成功添加后，无须重启 Arduino 软件，就可以在“文件”“示例”中找到刚刚加载的库文件。这时已经可以使用#include 来包含新加入的库文件了。

（6）上述是直接添加库文件压缩包的方法，当然也可以直接解压后将整个库文件夹拷贝到 Arduino IDE 存放库文件的文件夹（Arduino 安装目录下的 libraries 文件夹）下。

3. 液晶库函数的使用

（1）LiquidCrystal（）

这是液晶类的构造函数，创建一个 LiquidCrystal 的实例（LiquidCrystal 是一个类），可使用四线或八线方式（请注意，还需要指令线）。若采用四线方式，将 D0—D3 悬空，不连接。RW 引脚可接地而不用接在 Arduino 的某个引脚上。如果这样接，省略函数中的 rw 参数。

语法：

LiquidCrystal（rs，enable，d4，d5，d6，d7）；

LiquidCrystal（rs，rw，enable，d4，d5，d6，d7）；

LiquidCrystal（rs，enable，d0，d1，d2，d3，d4，d5，d6，d7）；

LiquidCrystal（rs，rw，enable，d0，d1，d2，d3，d4，d5，d6，d7）；

参数：

rs：RS 连接的 Arduino 的引脚编号。

rw：R/W 连接的 Arduino 的引脚编号。

enable：enable 连接的 Arduino 的引脚编号。

d0，d1，d2，d3，d4，d5，d6，d7：连接的 Arduino 的引脚编号。

（2）lcd. begin（）

初始化液晶。

语法：lcd. begin（col，row）；

参数：

Col：列。

Row：行。

示例：

lcd. begin（16，2）；　　　　//初始化液晶，16 列，2 行

(3) lcd. Setcursor ( )

将光标定位在特定的位置。

语法：

lcd. setCursor (col, row);

参数：

col：你要显示光标的列（从 0 开始计数）。

row：你要显示光标的行（从 0 开始计数）。

(4) lcd. print ( )

将字符串显示在 LCD 上。

语法：

lcd. print (data);

lcd. print (data, BASE);

参数：

lcd：液晶类型的名称变量。

data：要显示的数据，可以是 char，byte，int，long 或者 string 类型的。

BASE (optional)：数制（可选的），BIN、DEC、OCT、HEX 分别将数字以二进制、十进制、八进制、十六进制方式显示出来。

(5) lcd. clear ( )

清除 LCD 屏幕上内容，并将光标置于左上角。

语法：

lcd. clear ( );

无参数，无返回。

9.2.3 液晶显示电路和程序原理

“神码 ASCII” 项目的功能是：

(1) 在液晶屏上输出 ASCII 码表；

(2) 按“下翻”按键，液晶屏上输出下一页；

(3) 按“上翻”按键，液晶屏输出上一页。

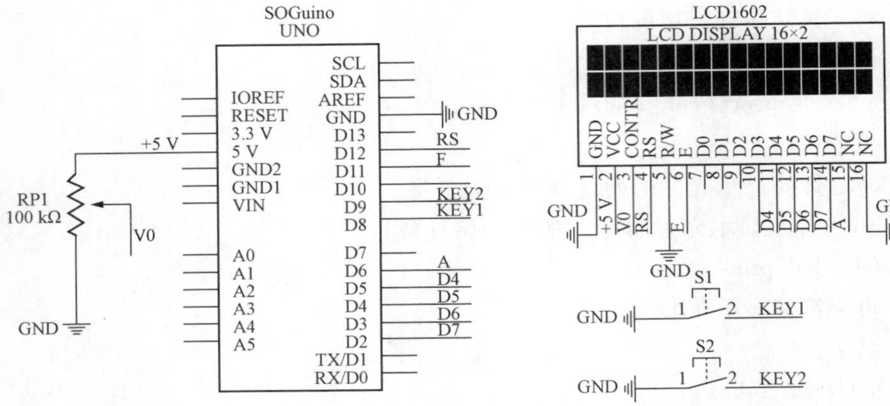

图9－6 “神码ASCII”项目电路原理

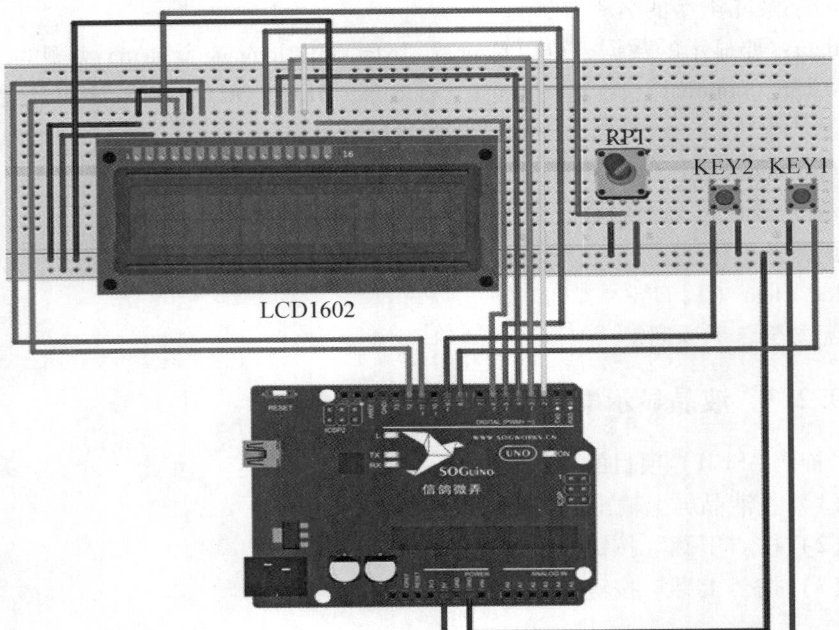

图9－7 “神码ASCII”项目面包板实物连接

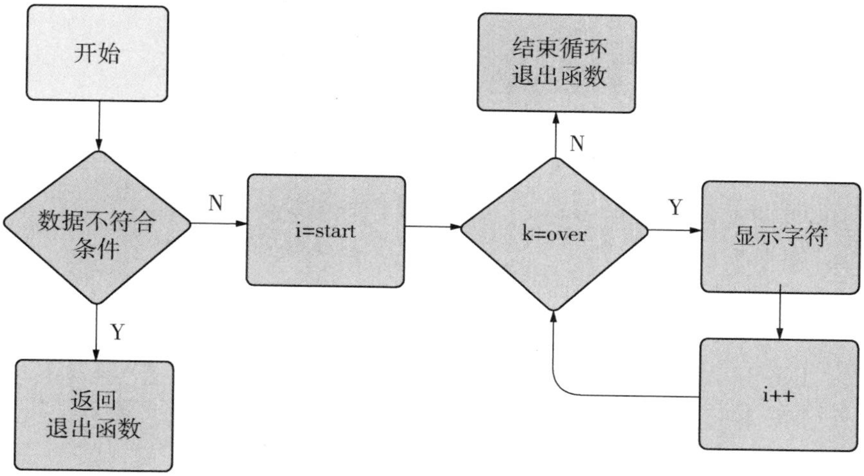

图9－8　显示 ASCII 码程序流程

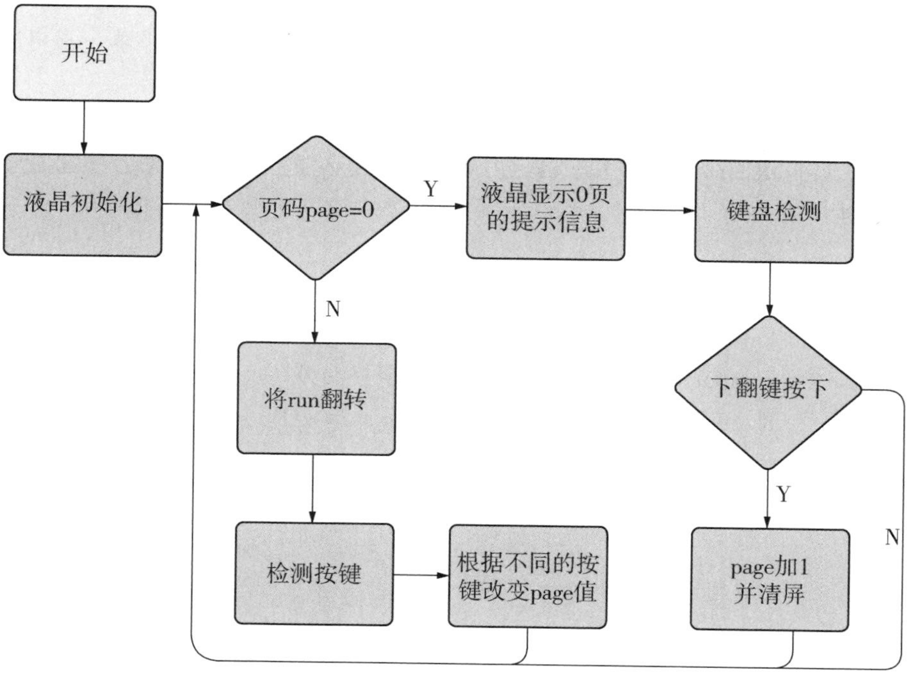

图9－9　主程序流程

示例程序：

```
#include <LiquidCrystal.h>    //添加液晶库

//管脚映射
int key_pagedown = 8;          //下翻按键接第八引脚
int key_pageup = 9;            //上翻按键接第九引脚
int pin_bl = 6;

byte bl = 200;                 //背光的输出电压（用 PWM 值表示）
byte key_input = 0;            //记录键盘输入，0 为无输入；1 为
PageDown，2 为 PageUp
byte page = 0;                                //当前页面
boolean down_state = HIGH;              //上翻按键的电平记录，用以
检测上升沿
boolean up_state = HIGH;                //下翻按键的电平记录，用以
检测上升沿

LiquidCrystal lcd (12, 11, 5, 4, 3, 2); //定义液晶对象，采用最
简单接法

//检测按键的函数
void keyDetect () {
  key_input = 0;          //初始化命令字为 0
    if (digitalRead (key_pagedown) == LOW) {   //检测下翻
按键
        down_state = LOW;
    }
  else if (down_state == LOW) {
  down_state = HIGH;
  key_input = 1;          //若下翻按键有释放，则命令字为 1
  }
```

```
        if (digitalRead (key_pageup) = =LOW) {
            up_state = LOW;
        }
    else if (up_state = =LOW) {
    up_state = HIGH;
    key_input =2;          //若上翻按键有释放，则命令字为2
    }
  }
  //显示ASCII码函数，变量start、over分别表示显示的开始、结束字符
  void displayASCII (byte start, byte over) {
    if (over < start | | over - start > =32)
            return;
      for (byte i = start; i < =over; i + + )  {      //从start开始显
示，over结束显示
          lcd.write (i);                  //显示字符
          if (i = = ( start + 15) )
       lcd.setCursor (0, 1);          //如果第一行显示完，光标转
至第二行起始位置
      }
  }

  void setup () {
      lcd.begin (16, 2);                          //初始化液晶，
16列，2行
      pinMode (key_pagedown, INPUT_PULLUP);       //将按键
引脚定义为上拉输入
      pinMode (key_pageup, INPUT_PULLUP);       //将按键引
脚定义为上拉输入
      pinMode (pin_bl, OUTPUT);         //将背光控制引脚定义
为输出
      bl =200;        //背光的PWM值设为200
```

```
        analogWrite (pin_bl, bl);                    //点亮背光
    }

    void loop () {

        if (page = =0) {        //页码值为0，显示提示信息
            lcd. setCursor (0, 0);                    //将光标设置为0
列，0行
            lcd. print ("ASCII Table");          //液晶显示提示信息
            lcd. setCursor (2, 1);                    //将光标设置为2
列，1行
            lcd. print ("From 32 - -126");
      keyDetect ();                        //键盘检测
      if (key_input = =1) {                    //有下翻命令输入
         page + +;                         //页码值加1
              lcd. clear ();                   //清屏
            }
        }
        else {          //页码值不为0，显示ASCII码表
            displayASCII (32 * page, 32 * (page +1) -1); //根据
页码值显示ASCII码表
      keyDetect ();          //键盘检测
      if (key_input = =1) {          //如果键盘有下翻命令输入
         page + +;                     //页码值加1，到4则归0
         if (page = =4) page =0;
              lcd. clear ();               //清屏
      }
      if (key_input = =2) {                    //如果键盘有上翻命令输入
         if (page >0)
                page - -;                  //页码值减1，最低到0
              lcd. clear ();               //清屏
```

```
        }
    }
}
```

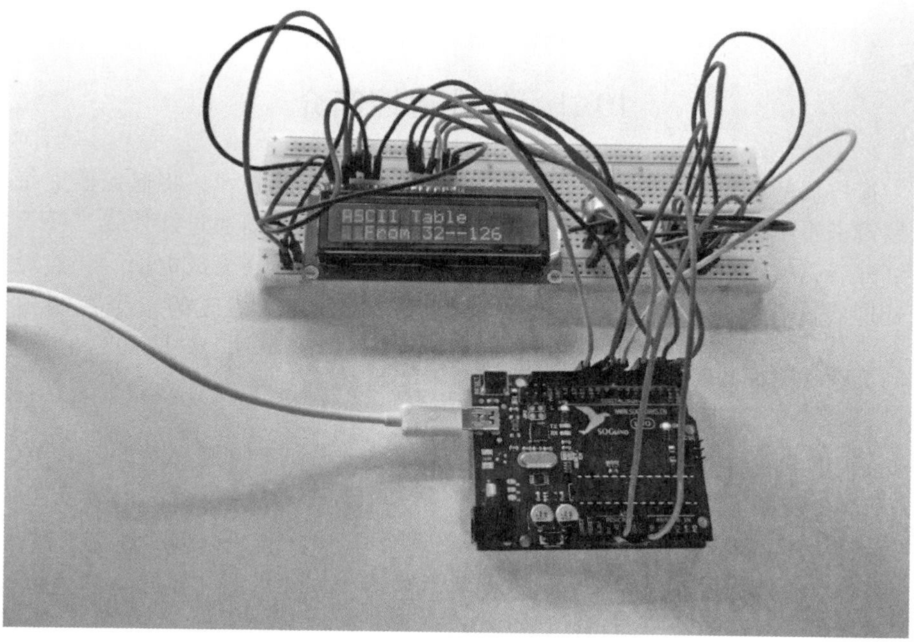

“神码 ASCII”原型机

思考题：

1. 在电脑上扩展打印范围从 0～255，在 LCD 上扩展打印范围从 0～255。
2. 比较二者不同，为什么？

第 10 章

红外遥控原理及其应用——“庖丁解码”项目制作

10.1 红外遥控简介

遥控器的本质是一种无线发射装置。通过数字编码技术，将遥控器上每一个按键进行编码，每个编码都唯一对应一个按键，遥控器通过红外线二极管发射红外线，接收器通过红外线接收器将收到的红外信号转变成电信号，然后送到处理器进行解码，得到对应的按键信息，从而实现相应的指令控制各种设备。

> 很多电器都采用红外线遥控。人的眼睛能看到的可见光按波长从长到短排列，依次为红、橙、黄、绿、青、蓝、紫。其中，红光的波长范围为 0.62 ～0.76 μm，紫光的波长范围为 0.38 ～0.46 μm。比紫光波长还短的光叫紫外线，比红光波长还长的光叫红外线。红外线遥控就是利用波长为 0.76 ～1.5 μm 的近红外线来传送控制信号的。

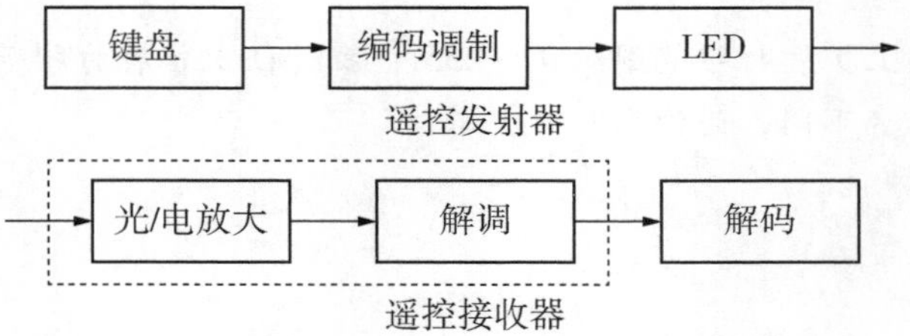

图 10－1　红外遥控系统示意

目前应用中的各种红外遥控系统的原理都大同小异，区别只是在于各系统的信号编码格式不同。对于传输的编码，人们制定了严格的标准，红外传输协议有很多种，其中应用最广泛和最容易解码的是 NEC 协议。

10.2　NEC 协议详解

10.2.1　NEC 协议特征

NEC 协议的遥控码具有以下特征：

（1）8 位地址和 8 位命令长度。

（2）每次传输 2 遍地址（用户码）和命令（按键值）。

（3）通过脉冲串之间的时间间隔来实现信号的调制（PPM）。

（4）38 kHz 载波。

（5）每位的周期为 1.12 ms（低电平）或者 2.25 ms（高电平）。

10.2.2　NEC 协议的典型脉冲链

图 10－2 显示了 NEC 协议的典型脉冲链。协议规定低位先发送，首先发送 4.5 ms＋4.5 ms 的引导码，接下来是两字节用户码，第三是字节数据码，用来判断按键值，第四是字节数据反码，可以用来校验，提高按键的准确性。

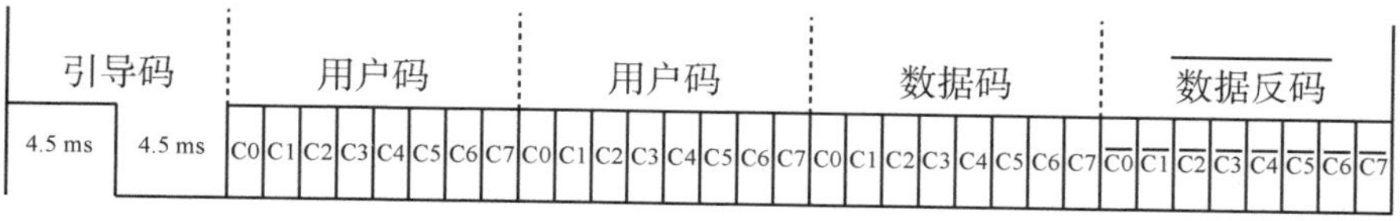

图 10－2　NEC 协议典型脉冲链

除了引导码、用户码和数据码以外，协议最后还有一个 1 bit 的停止位，用于数据发送完毕判断。

10.2.3　NEC 协议的高低电平辨别方式

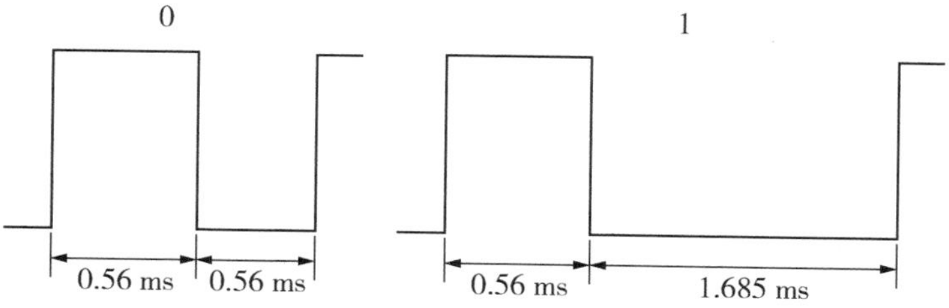

图 10－3　NEC 协议高电平（1）和低电平（0）辨别方式

NEC协议的用户码和数据码中的“0”和“1”是利用脉冲的时间间隔来区分，以高电平0.56 ms、低电平0.56 ms、周期为1.125 ms的组合表示二进制的“0”。这种编码方式称为脉冲位置调制方式（PPM）。

10.2.4 NEC协议编程注意事项

如果我们需要对NEC协议下信号的发送和接收进行编程，或者更深入地理解通讯过程，需要注意以下事项：

（1）红外接收头引脚信号是相反的电平。

（2）数据从LSB（低位）开始发送，因此选择右移方式接收数据。四个字节的数据都是先发送D0，最后发送D7。接收到一位数据后，给变量的最高位赋值，右移。或者先右移，再给变量的最高位赋值。

（3）可以用一个数组保存32个数据的持续时间，用于后面判断高低电平。用定时器对两个数据（中断）之间的时间计时，并保存这个持续时间，用于以后判断是位1还是位0。

（4）可以用2字节、4字节变量存储32个数据，以节省代码空间。用两个16位（2字节）的int型变量存储数据，第一个int型变量存储用户码，第二个存储数据码和数据反码。也可以用一个32位long型的变量存储所有数据。

（5）判断停止位。接收到停止位后可以屏蔽红外引脚的中断，防止后面数据的干扰，解码成功后在开启中断。

当然，对于Arduino而言，有现成的库函数可以调用，以上注意事项已经不需要我们去操心，但在应用之余，有兴趣更深入理解NEC协议及其信号传输和解码算法的同学，可尝试自行编写程序来实现红外遥控信号的解码，这对自身的能力是一个很好的锻炼。

10.3 红外遥控解码实验：“庖丁解码”项目

10.3.1 元器件清单及简介

表10-1 “庖丁解码”项目元器件清单

名　称	型　号	数　量
红外接收头	1838	1
红外遥控器	N/A	1

续上表

名　　称	型　　号	数　　量
电阻	100 Ω	1
液晶屏	LCD1602	1
面包板	N/A	1
杜邦线	N/A	若干

1. 红外遥控器 1838

红外遥控器 1838 内部有一个红外发射管和一个控制电路。当你按下遥控器上的某个按键时，控制电路把这个指令转化成一串二进制数字，然后通过红外发射管发送出去。红外接收头接收到这个二进制数字时，就把这个数字转化成开关指令，指挥设备完成开关按键对应的操作。

2. 红外接收头

红外接收头，也称红外接收器，它的作用是接收红外信号，并把它转化为处理器可以识别的电信号。举一个生活中常见的例子——电视遥控器。当我们按下电视遥控器的音量加键时，遥控器发出一个红外信号，电视里面有一个红外接收头，当它接收到你发的红外信号时，就把音量增大。这就是红外接收头的应用。

红外接收器一般有 3 个引脚，如图 10－4 所示：OUT、GND、VCC。OUT 引脚为输出信号，连接单片机等处理器。

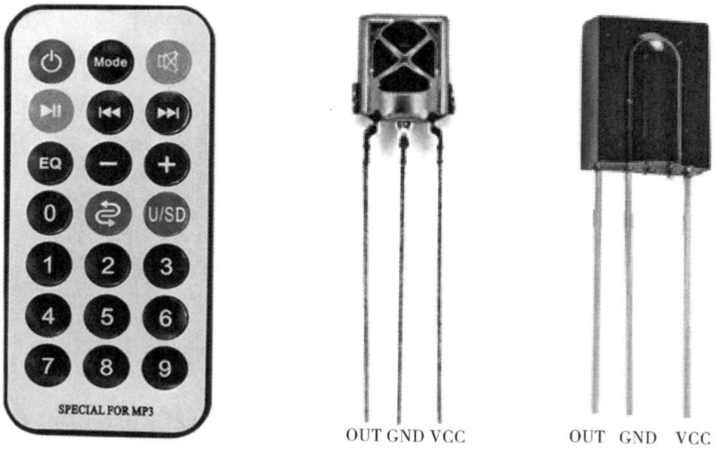

图 10－4　红外遥控器以及红外接收头

10.3.2 Arduino 编程知识

1. IRremote—Arduino 的多协议红外遥控库

红外远程库允许在多个协议发送和接收红外远程代码。它支持 NEC、索尼、SIRC、RC5、飞利浦等协议。如果想要额外的协议，进行简单的添加即可。这个红外遥控库由三个部分组成：IRsend 发送红外数据包、IRrecv 接收和解码红外信息。这个库甚至可以用来记录其他遥控器发来的信号，并且可以重新发送该信号，成为一个最小的万能遥控器。

（1）红外信号发送——IRsend。

IRsend 用一个红外 LED 连接到 pin 3。

示例：

//从串口收到一个字符，程序就发送一个 sony TV 的电源键 on/off 的编码，Arduno 可以打开或者关闭 TV。

```
#include <IRremote.h>
IRsend irsend;
void setup ()
{
Serial.begin (9600);
}
void loop () {
if (Serial.read () != -1) {
for (int i=0; i < 3; i++) {
irsend.sendSony (0xa90, 12);    //Sony TV 电源键 on/off 的编码
delay (100);
}
}
}
```

（2）红外信号接收：IRrecv。

IRrecv 用一个红外探测器（红外接收器）连接到任何数字输入引脚。

IRrecv 类是用来解码的，必须用 enableIRIn（）初始化。decode（）方法用来判断是否已经收到，如果是，则返回一个 1，并将结果放入 decode_results

结构。一旦红外编码被解码，就必须调用 resume（）函数恢复接收。注意，decode（）不会阻塞；当在等待一个红外编码接收完成的时候，程序可以执行其他操作，因为红外 code 接收程序是一个中断子例程。

示例：

```
#include <IRremote.h>
int RECV_PIN = 11;
IRrecv irrecv (RECV_PIN);
decode_results results;
void setup ()
{
Serial.begin (9600);
irrecv.enableIRIn ();        //Start the receiver
}
void loop () {
if (irrecv.decode (&results)) {
Serial.println (results.value, HEX);
irrecv.resume ();        //Receive the next value
}
}
```

2. 指针与 & 引用

在学习 C 语言过程中，对初学者来说，指针是很难的对象，绝大多数 Arduino 程序可以不要用到指针。但是在操纵特定的数据结构时，指针可以使代码简化，懂得指针的人可以让指针成为非常方便的工具。

指针是一个地址，指针指向的是地址，地址指向的是内容。例如我们用一个变量 p 来存储 a 的地址，这个变量 p 的值是地址，那么 p 就是指针。我们可以通过修改变量 p 的值，来不断地改变需要访问的地址。但是，我们如果需要改变该地址存储的值的话，就需要对地址指向的内容进行修改，而不改变地址 p 的值。

指针有直接引用和间接引用两种方式，即 &（直接引用）和 *（间接引用）。

*：指针运算符

&：地址运算符

例如：

int a = 10;

int *p; // * 是指针运算符，“*p”即指向 p 存储的这个地址，可直接对这个地址的存储值进行操作

p = &a; //& 是地址运算符，“&a”即取 a 的地址

*p = 11; //p 存储的是 a 的地址，“*p”直接对 a 地址存储的内容进行赋值

那么 a 是多少？

这里我们看到，p 是一个变量，我们使用 p 来存储变量 a 的地址，这是，我们使用“*p”对于这个变量进行赋值，a 的值最后是 11，因为我们使用“*p”赋值，就相当于 a = 11，赋值效果一样的。尽管上面这个例子看起来有点画蛇添足，但事实上在一些特定的情况下，比如当访问数组和对字符串操作时，指针用起来很方便。

10.3.3 “庖丁解码”项目电路和程序原理

“庖丁解码”项目功能：

(1) 接收来自红外遥控器数据；

(2) 把遥控器的按键功能显示在 LCD 上。

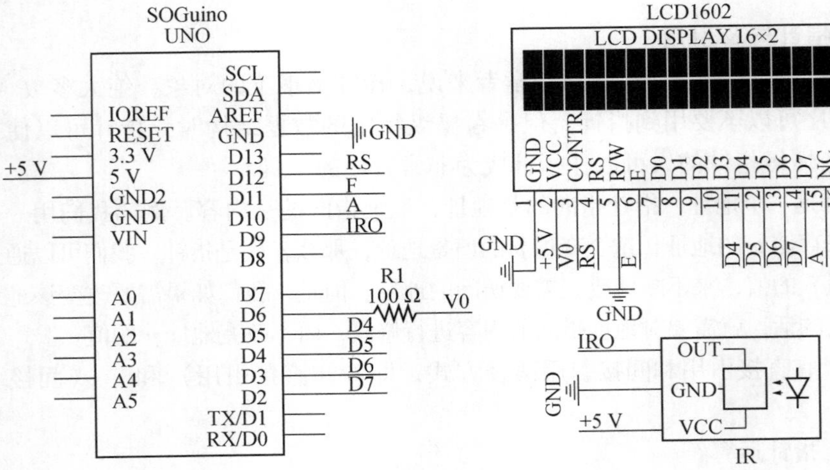

图 10-5 “庖丁解码”项目电路原理

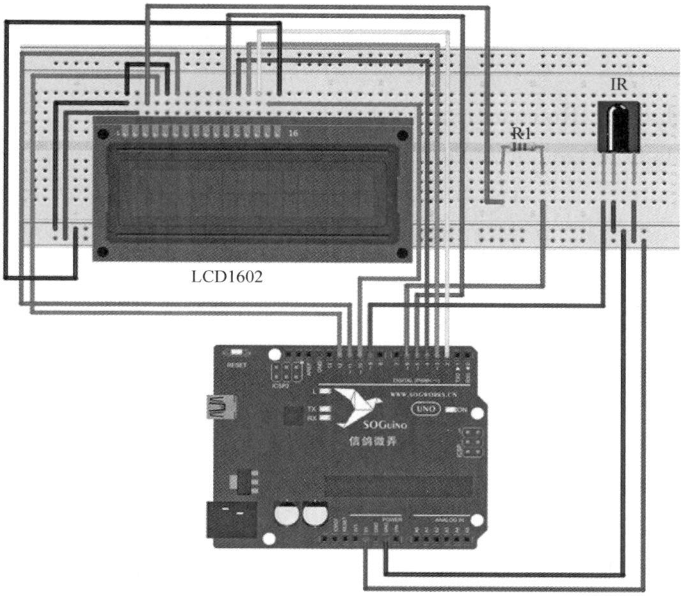

图 10－6 “庖丁解码”项目面包板实物连接

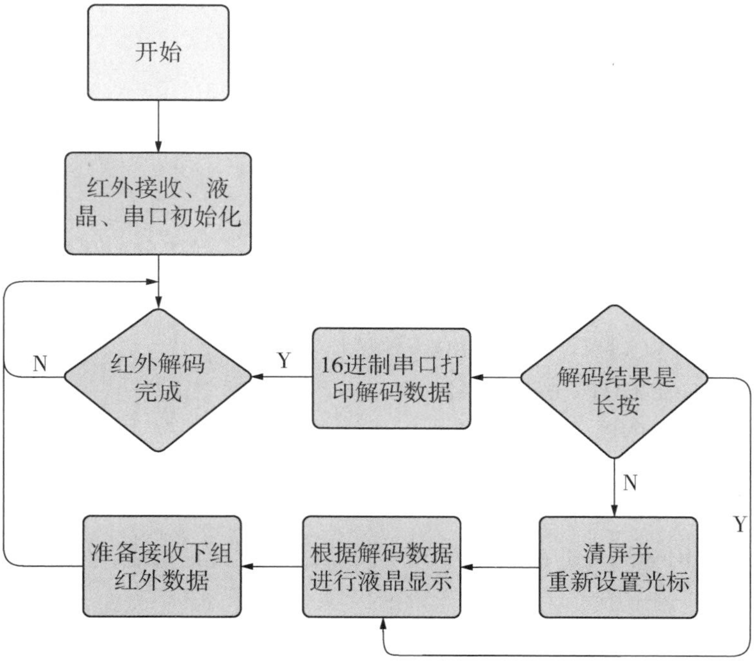

图 10－7 “庖丁解码”主程序流程

程序示例：

```
#include <IRremote.h>
#include <LiquidCrystal.h>        //添加液晶库

//定义按键，根据遥控器，由左到右，由上到下
#define ON_OFF    0xFF45BA
#define MODE   0xFF46B9
#define MUTE          0xFF47B8
#define PLAY_PAUSE    0xFF44BB
#define PREVIOUS    0xFF40BF
#define NEXT    0xFF43BC
#define EQ    0xFF07F8
#define SUB    0xFF15EA
#define ADD    0xFF09F6
#define ZERO    0xFF16E9
#define RETURN    0xFF19E6
#define U_SD   0xFF0DF2
#define ONE   0xFF0CF3
#define TWO   0xFF18E7
#define THREE   0xFF5EA1
#define FOUR   0xFF08F7
#define FIVE   0xFF1CE3
#define SIX   0xFF5AA5
#define SEVEN   0xFF42BD
#define EIGHT   0xFF52AD
#define NINE   0xFF4AB5
#define REPEAT   0xffffffff

LiquidCrystal lcd(12, 11, 5, 4, 3, 2); //定义液晶对象，采用最简单接法
```

```
int bl_pin =10;
int v0_pin =6;
int ir_pin =9;              //定义红外接收头引脚

IRrecv irrecv (ir_pin);      //定义红外接收实例
decode_results results;    //定义存放接收数据的变量

void setup ()
{
    lcd. begin (16, 2);    //初始化液晶屏为16列2行
    Serial. begin (9600);
    irrecv. enableIRIn (); //使能红外接收
    for (int i =2; i < =6; i + + ) {
  pinMode (i, OUTPUT);
    }
    pinMode (10, OUTPUT);
    analogWrite (10, 200);        //背光设置，引脚10 490 Hz,
可以做背光不能做V0
    analogWrite (6, 100);         //对比度设置V0；必须用引脚
6或引脚5 980 Hz，否则闪烁
}
void loop () {

    //如果有解码数据，就去读取数据并打印
    if (irrecv. decode (&results)) {
        Serial. print ("Hex: 0x");
        Serial. println (results. value, HEX);   //在串口显示
        if (results. value! = REPEAT)  {      //如果不是长按重
复键，就清屏初始化光标
            lcd. clear ();
      lcd. setCursor (0, 0);
```

```
        }
        //根据解码数据进行显示处理
        switch (results.value) {
            case ONE:
                lcd.print ("1");
break;
            case TWO:
          lcd.print ("2");
          break;
            case THREE:
          lcd.print ("3");
          break;
            case FOUR:
          lcd.print ("4");
          break;
            case FIVE:
          lcd.print ("5");
          break;
            case SIX:
          lcd.print ("6");
          break;
            case SEVEN:
          lcd.print ("7");
          break;
            case EIGHT:
          lcd.print ("8");
          break;
            case NINE:
          lcd.print ("9");
          break;
            case ZERO:
```

```
lcd.print ("0");
break;
  case ON_OFF:
lcd.print ("ON/OFF");
break;
  case MODE:
lcd.print ("Mode");
break;
  case MUTE:
lcd.print ("Mute");
break;
  case PLAY_PAUSE:
lcd.print ("Play/Pause");
break;
  case PREVIOUS:
lcd.print ("Previous");
break;
  case NEXT:
lcd.print ("Next");
break;
  case EQ:
lcd.print ("EQ");
break;
  case SUB:
lcd.print ("Sub");
break;
  case ADD:
lcd.print ("Add");
break;
  case RETURN:
lcd.print ("Return");
```

```
            break;
              case U_SD:
            lcd. print ("U/SD");
            break;
              default:;
          }
    irrecv. resume ();    //初始化标志位，准备接收下组红外数据
      }
}
```

通过这个项目我们可以深深地体会到，尽管 NEC 红外协议对于非专业人士而言比较复杂，但是在使用 Arduino 进行造物时，可以直接跳过艰深知识的学习而直接应用。Arduino 通过库函数的形式把其中的复杂概念封装了起来，实际应用中并不一定要对 NEC 协议进行很深的研究，只需要直接调用库函数就可以了，而且应用起来非常的方便。实际上，研究 NEC 协议是一个很吃力的活儿，这时候 Arduino 的优势就凸显出来：我们的创意和创造可以站在巨人的肩膀上，而不一定要进行重复性劳动。

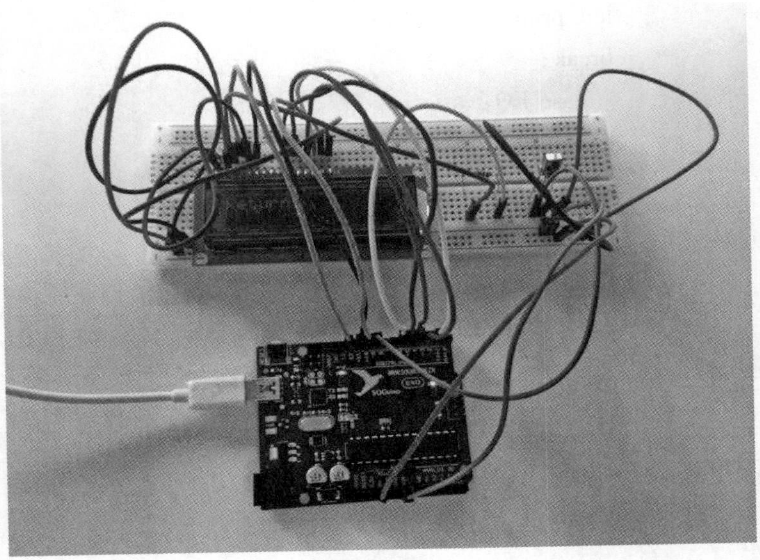

图 10－8 “庖丁解码”产品原型

思考题：

看能否解码自己家里的遥控器（除了空调）。

第 11 章

温湿度传感器的应用——“温湿有度”项目制作

11.1 温湿度传感器简介

传感器在物联网的应用中非常的普遍，其中一种非常常见的传感器就是温湿度传感器。Arduino 专门为温湿度传感器创建了一个库，可以直接运用这个库进行创意。

温湿度传感器是智能传感器配置温湿度一体传感元件，采集环境的温湿度。温湿度传感器的应用广泛，主要包括气象、仓储、冷藏、冰柜、恒温恒湿生产车间、办工场所、环境气象、医疗、冷链物流、制造业、物料仓储、医药、养殖、农业等环境的温湿度监测，广泛用于等领域特定场所的温湿度监测。

DHT11 是一款常见的温湿度传感器，主要用来测量环境的温度和湿度。

DTH11 的精度为相对湿度 ±5%，温度 ±2 ℃；量程为相对湿度 20%～90%，温度 0～50 ℃。

如图 11－1 所示，使用时 VCC 接入 3～5.5 V 的电源正极，DATA 接串行数据线，N/A 悬空，GND 接地。如果您需要了解更详细的资料，请参考 DHT11 手册。

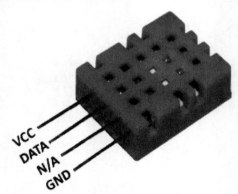

图 11－1　DHT11 温湿度传感器实物

DHT11 与 MCU 之间通过单线制串行接口进行联系，信号传输距离可达 20 m 以上。连接线长度短于 20 m 时用 5 kΩ 上拉电阻，大于 20 m 时根据实际情况使用合适的上拉电阻。

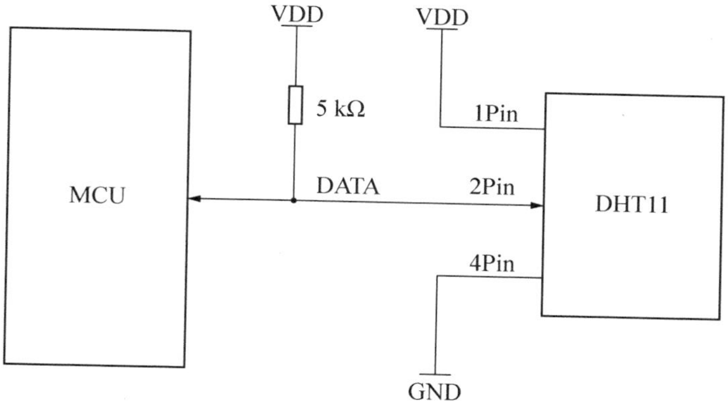

图 11－2　DHT11 温湿度传感器典型应用电路

DATA 用于微处理器与 DHT11 之间的通讯和同步，采用单总线数据格式，一次通讯时间 4 ms 左右，数据分小数部分和整数部分。具体的通讯时序对于非专业人士而言不是很便于理解，因此 Arduino 将其封装起来，并提供了库函数。我们可以直接使用库函数读取温湿度传感器的数据，而不必去深究传感器与 MCU 之间的通讯时序等复杂的细节。在使用 DHT11 模块之前，我们需要确保安装 DHT11 的单线通讯的驱动程序以及安装过相应的库。

11.2 “温湿有度”项目制作

11.2.1 元器件清单

表 11－1　“温湿有度”项目元器件清单

名　称	型　号	数　量
温湿度传感器	DHT11	1
液晶屏	LCD1602	1
电位器	100 kΩ	1
轻触开关	N/A	1
面包板	N/A	1

续上表

名　称	型　号	数　量
Mini-usb 线缆	N/A	1
杜邦线	N/A	若干

11.2.2　Arduino 编程知识

1. micros ( )

返回从运行程序开始到现在的时间（单位：μs）。这个数会在大约 70 min 之后溢出清零。在 16 MHz 的 Arduino 的板子上（例如 Duemilanove 和 Nano），这个函数分辨率为 4 μs（即，返回的值一直都是 4 的倍数）。在 8 MHz Arduino（例如 LilyPad），该函数分辨率为 8 μs。

注意：1000 μs = 1 ms；1000000 μs = 1 s

示例：

```
Serial. print ("Time:");
time = micros ();
//从程序运行的那一刻开始就打印程序运行的时间（单位：μs）
Serial. println (time);
```

2. millis ( )

返回从运行程序开始到现在的时间（单位：ms）。

3. 外来库 DHT. h

直接读取 DHT11 的温湿度值需要安装外来库 DHT. h。安装外来库的方式已经在前面的章节介绍过。GHT. h 中的函数调用将在示例程序中的注释中详细阐述。

11.2.3　"温湿有度"项目电路和程序原理

"温湿有度"项目功能：

(1) 用外来库 DHT11. h 读取温湿度。

(2) 把温湿度数据显示在 LCD 屏幕上。

(3) 按键输入，切换华氏度和摄氏度。

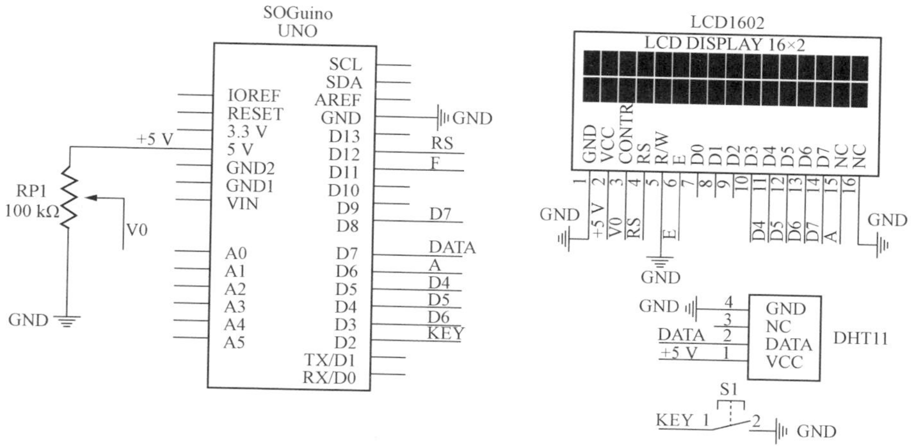

图 11－3 “温湿有度”电路原理

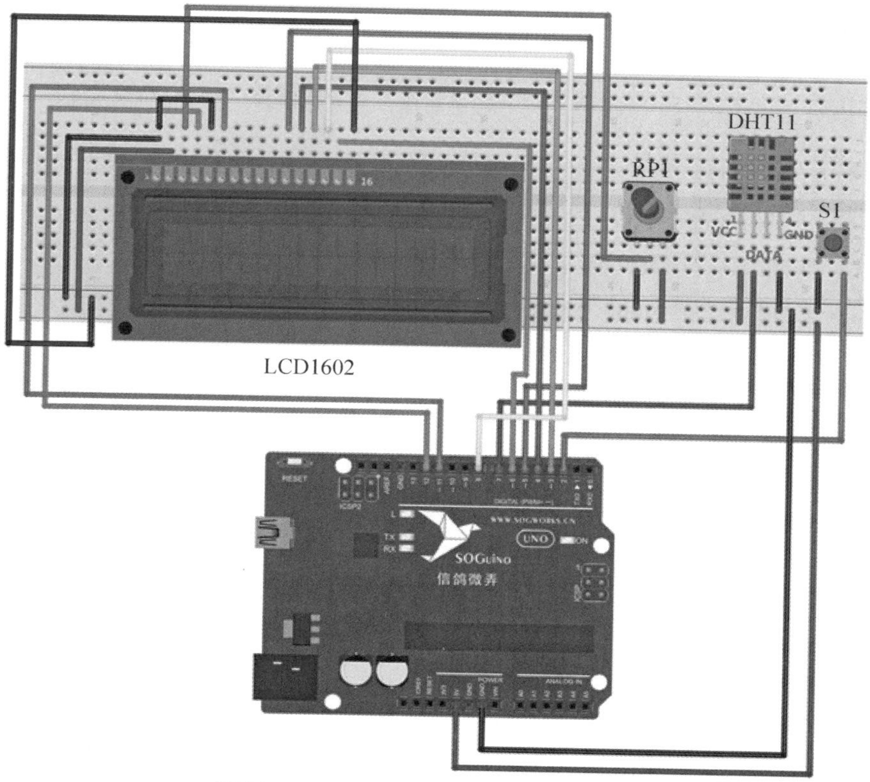

图 11－4 “温湿有度”面包板实物连接

注：温湿度传感器网格面朝向自己，从左到右引脚分别为：VCC、DATA、NC、GND。

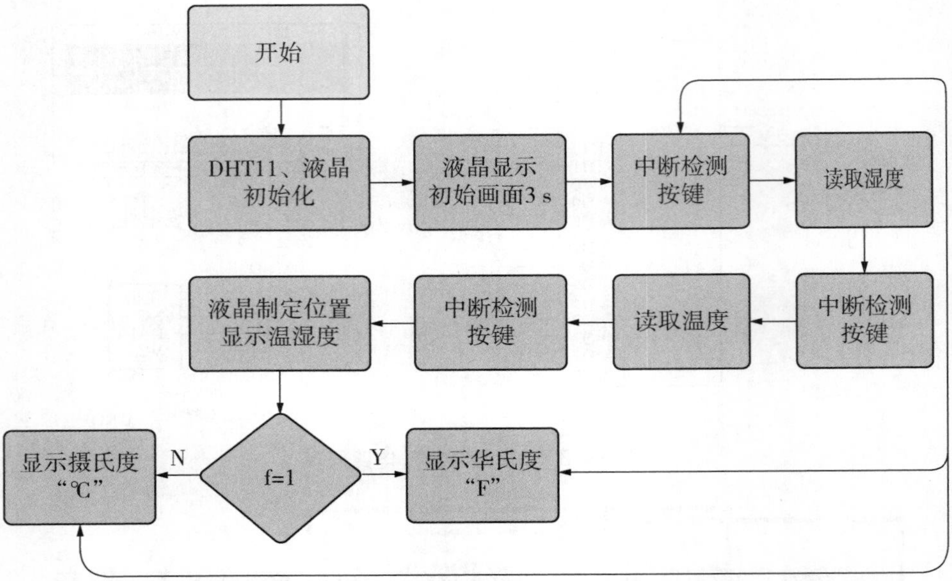

图 11－5 “温湿有度”主程序流程

程序示例：

```
#include " DHT. h"      //添加 DHT 库
#include <LiquidCrystal. h>              //添加液晶库

#define DHTPIN 7                         //DHT11 的数据通信引脚连接数字 D7 引脚
#define DHTTYPE DHT11               //设置器件类型为 DHT11，可选择其他 DHT22、DHT21

int button =2;                  //按键接数字第二引脚
int pin_bl =6;                  //液晶背光电源连接数字第六引脚，PWM 控制
byte backlight =200;            //背光的输出电压（用 PWM 值表示）
boolean f = false;    //f 为 false，温度显示为摄氏度；否则为华氏度
boolean intFlag0 =0;                //外部中断 INT0 状态记录字
```

```
unsigned long lastButton;              //上次按键的时间戳
unsigned long nowInt;                //当前中断的时间戳

DHT dht (DHTPIN, DHTTYPE);    //定义温湿度传感器对象，设置引脚和类型
LiquidCrystal lcd (12, 11, 5, 4, 3, 8);    //定义液晶对象，采用最简单接法

//按键检测函数
void buttonDetect () {
    if (intFlag0 = =1) {  //检测中断标志位，没有则推出，有则执行以下去抖操作
        intFlag0 =0;      //将中断标志清零
        if ((nowInt - lastButton) > =10) {      //前沿去抖10 ms
            delay (5);      //后沿去抖5 ms
    if (digitalRead (button) = = HIGH) { //去抖后如果是低电平，说明是按键输入有效
            lastButton = nowInt;       //本次的中断时间，赋值给lastButton
            f =! f;                    //翻转f标志位
            }
        }
    }
}

//外部中断0函数，这里是按键中断
void buttonPress () {
    nowInt = millis ();       //更新现在的时间
    intFlag0 =1;       //置位中断标志位
}
```

```
void setup ()
{
    pinMode (pin_bl, OUTPUT);       //将背光控制引脚定义为
输出
    pinMode (button, INPUT_PULLUP);       //设置数字引脚 D2
为输入，上拉电阻
    lastButton = millis ();       //初始化时间戳
    attachInterrupt (0, buttonPress, RISING);    //设置中断向量，
INT0 的 ISR 为 buttonPress，检测上升沿

    lcd. begin (16, 2);       //初始化液晶，16 列，2 行
    dht. begin ();    //初始化 DHT11 传感器
    analogWrite (pin_bl, backlight);    //点亮背光
    lcd. print ("Humidity and");    //液晶显示“温度和湿度”
    lcd. setCursor (2, 1);
    lcd. print ("Temperature");
    delay (3000);                        //显示 3 s
    lcd. clear ();             //清屏
}

void loop ()
{
    buttonDetect ();    //检测按键
    int h = dht. readHumidity ();    //读取湿度
    buttonDetect ();    //检测按键
    int t = dht. readTemperature (f);    //读取温度
    buttonDetect ();    //检测按键
    lcd. setCursor (0, 0);                   //将光标设置为 0
列，0 行
    lcd. print ("Humi:");             //液晶第 0 行显示湿度
    lcd. print (h);
```

```
        lcd.print("%RH");
        lcd.setCursor(0, 1);                          //将光标设置为0
列，1行
        lcd.print("Temp:");   //液晶第1行显示温度
        lcd.print(t);
        lcd.print("  ");                              //打印空格，让数
字与单位隔开
        lcd.write(223);   //223表示温度单位中点的ASCII码
        if(f)     lcd.print("F");   //f为true，显示华氏度
    else      lcd.print("C");              //否则显示摄氏度
    }
```

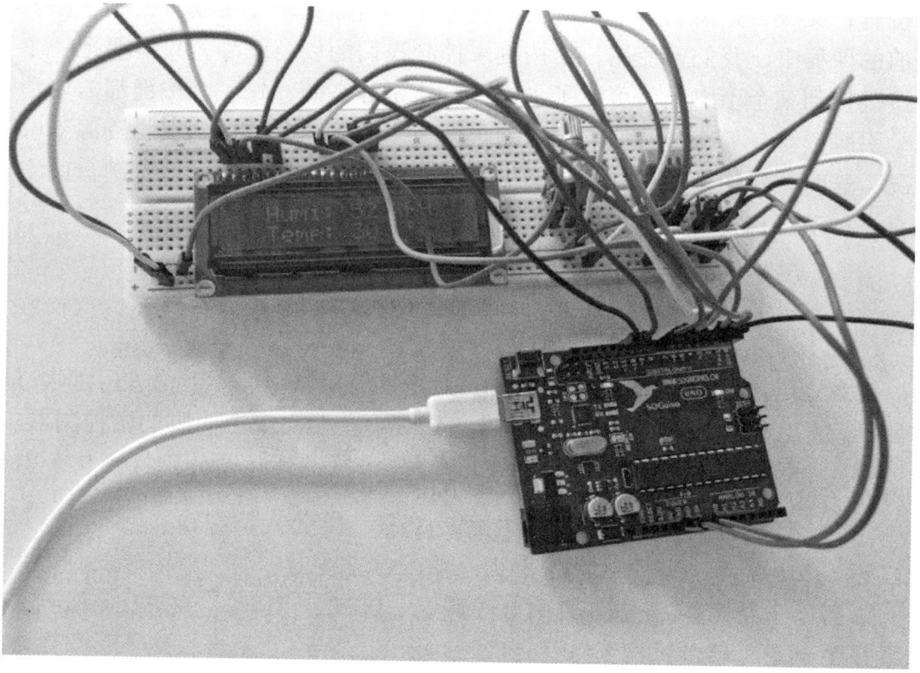

“温湿有度”产品原型

思考题：

如何为温湿度计增加时钟功能？

第12章

矩阵式键盘及其应用——“音乐之声”项目制作

为了使用某种仪器设备，输入设备是不可或缺的。比如我们需要控制一盏灯，需要通过开关，这个开关可能就是一个按键；又比如我们需要控制钢琴发出优美动听的曲子，就需要不断地敲击钢琴键盘；当我们用电脑输入的时候，要用到电脑键盘。键盘在我们的生活中已经是随处可见的一种输入设备。我们在用 Arduino 造物的时候，不可避免地需要学会设计输入键盘——可能需要一个按键，又或者是需要多个按键去为创意作品增加互动元素或者控制手段。在之前的课程中，我们曾使用一个按键来控制我们的创意作品，只需要把一个开关按键接到某个引脚上就可以了，这种方式是静态的，每一个按键都需要消耗一个引脚资源。那么当我们需要控制很多个按键时，容易遇到引脚资源不够的情况，这时候我们需要用新的方案去实现。和数码管的控制类似，键盘的实现也有一种动态扫描的方案可以节省引脚资源。

12.1 矩阵式键盘扫描原理详解

键盘矩阵的主要优势是减少了捕获大量按键的输入信号所需的引脚数量。即使 PC 键盘上有 101 个键，也不意味着需要有一个 101 个引脚的微控制器。

以 9 个按键为例，若不使用键盘矩阵，9 个按键就必须分别接到 9 个引脚上，如图 12－1 所示。

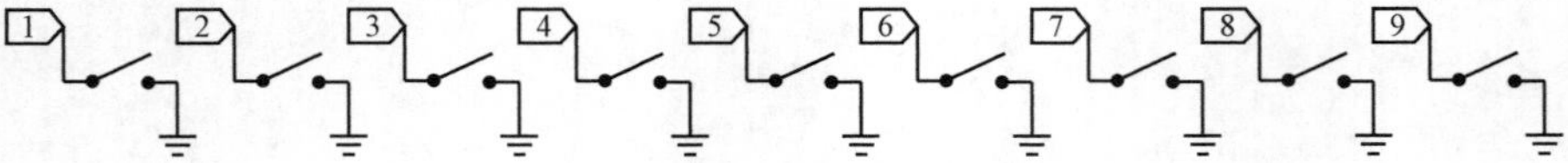

图 12－1 静态键盘——引脚资源开销巨大

这样一来，9 个按键就消耗了 9 个 I/O 接口，而单片机不可能用这么多宝贵的引脚资源只干键盘信号捕获的事情。可以将 9 个键盘排成 3×3 矩阵的形式，用行和列的不同组合来区分每一个按键，将按键的两端分别接在交叉排列的导线上，如图 12－2 所示。

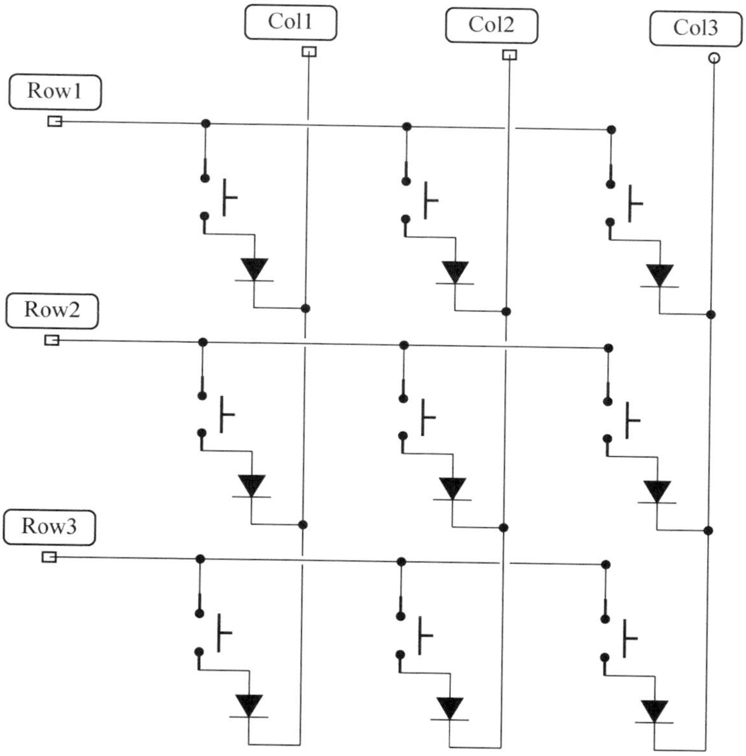

图 12－2　矩阵式键盘原理

显然，这种将按键排成矩阵的形式只需要 6 个引脚资源，比不用矩阵节省了 3 个引脚。由矩阵的数乘效应不难知道，按键越多，能够节省的引脚数量越大。这就是几乎所有的键盘都使用矩阵扫描的原因。

那么，如何确定哪一个按键被按下呢。以图 12－2 显示的 3×3 键盘矩阵为例，图 12－2 显示的 3×3 键盘矩阵有一共有 3 列，每一列以及每一行所对应的引脚都接到单片机引脚上，初始化每一行对应的引脚输出高电平。我们不妨假设第二行、第二列的按钮被按下，然后我们依次扫描各行：

（1）第一步向 Row1，输入低电平，然后依次检测每一列的引脚读取的电平值，发现都是高电平，证明 Row1 没有按键按下（电路不导通，行输出的低电平无法传导到列）；

（2）第二步向 Row2 输入低电平，然后依次然后依次检测每一列的引脚读取的电平值，发现 Col2 读取到低电平，那么证明 Col2 有按键被按下，结合此时扫描的是 Row2，于是确定被按下的键为 Row2，Col2，即第二行，第二列按键被按下。

（3）第三步，第一步向 Row3，输入低电平，然后依次检测每一列的引脚读取的电平值，发现都是高电平，证明 Row3 没有按键按下（电路不导通，行输出的低电平无法传导到列）。

注意：若进行完整的扫描，并设置专门的、足够的缓存去存储按键行号和列号，上述算法和电路在出现有两列以上按键或两行以上按键检测到低电平时也能识别，即识别出组合按键。若只设置两个变量分别存储一个按键的行号和列号，上述算法和电路将只能识别最后一个被检测到低电平的按键行号和列号，即后扫描的优先级反而高。

下面我们通过一个小项目来深入学习键盘矩阵的设计和应用。

12.2 键盘矩阵的应用实验——音乐之声：DIY 乐器

12.2.1 元器件清单

表 12－1 “音乐之声”项目元器件清单

名　称	型　号	数　量
无源蜂鸣器	N/A	1
电阻	22 Ω	1
轻触开关	N/A	9
面包板	N/A	1
Mini-usb 线缆	N/A	1
杜邦线	N/A	若干

12.2.2 Arduino 编程知识：添加头文件

因为本实验需要让蜂鸣器发出“哆咪咪”这样的音调，用按键控制音调来弹奏乐曲，实现一个 DIY 乐器的功能，所以我们需要找到发出“哆来咪”等各音调所对应的频率，才好利用前面所学的 tone（）函数。众所周知，音调是由频率决定的，我们很容易找到各音阶对应的频率值。为了方便，已经有人将这些频率值写成了头文件，我们载入这个头文件就可以直接使用了，具体做法如下：

（1）在当前用户的文档目录找到下面的文件夹（Documents 是当前用户的“文档”目录）：Documents \ Arduino \ libraries。

（2）在上述文件夹下建立一个文件夹“pitches”。

（3）将本教材提供的“pitches. h”文件复制到前面的“pitches”文件夹下。

（4）重新启动 Arduino IDE，加载当前的项目。

pitches. h 头文件定义了各音阶对应的频率，在调用 tone（）函数时就可以直接使用音阶名来代替频率值，省却了我们查找的时间。例如：

tone（9，NOTE_C4）；//第九引脚接蜂鸣器，输出 C4（即“哆”）音调

以后我们也可以用类似的格式定义自己常用的数据，写成头文件的形式以方便调用。

12. 2. 3 “音乐之声”项目电路和程序原理

“音乐之声”项目功能：

（1）设计 9 个按键的键盘扫描（3 ×3 矩阵扫描）。

（2）根据按下的按键选择对应的音调，让蜂鸣器发声。

（3）实现小乐器的功能。

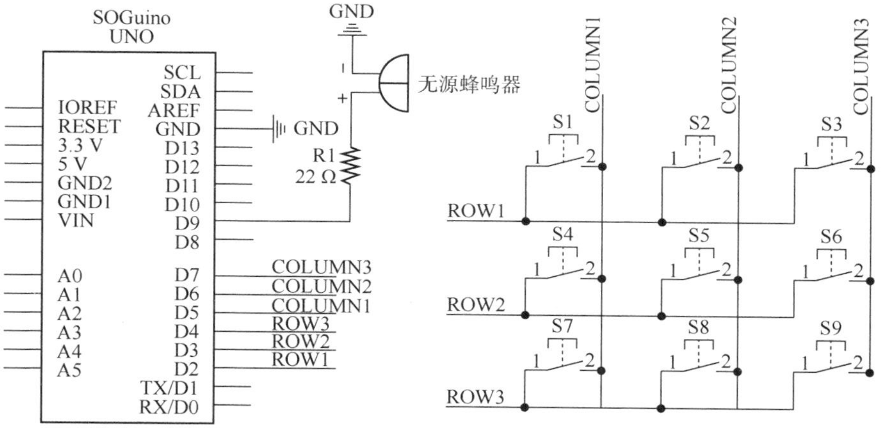

图 12 –3 “音乐之声”项目电路原理

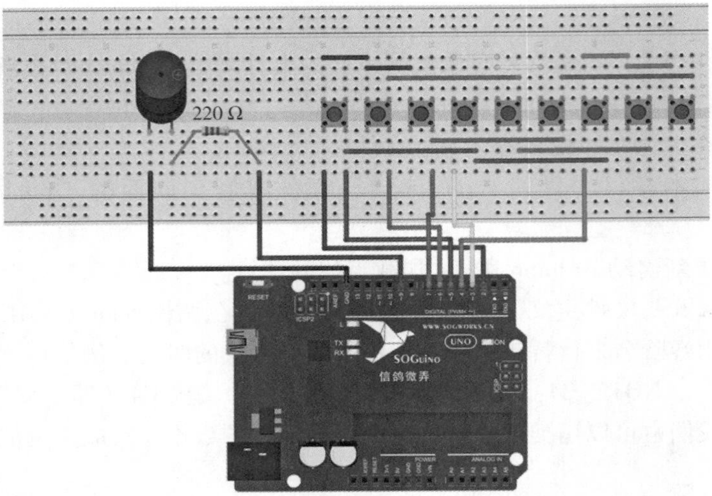

图 12-4 “音乐之声”项目面包板实物连接

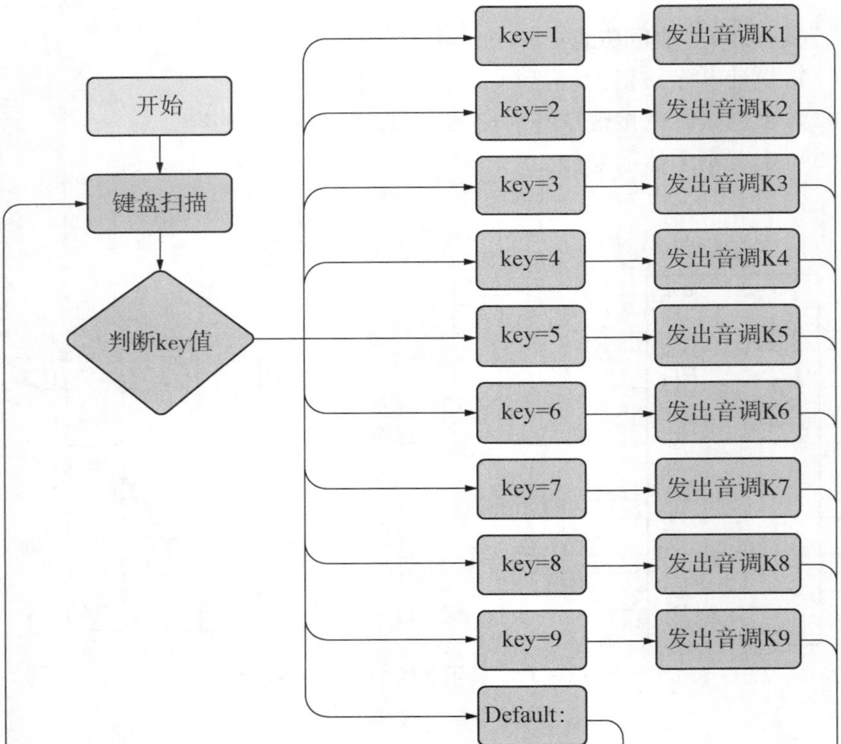

图 12-5 “音乐之声”项目主程序流程

程序示例：

```
#include <pitches.h>
//定义9个按键分别对应的音调，采用C4—D5
#define K1   NOTE_C4
#define K2   NOTE_D4
#define K3   NOTE_E4
#define K4   NOTE_F4
#define K5   NOTE_G4
#define K6   NOTE_A4
#define K7   NOTE_B4
#define K8   NOTE_C5
#define K9   NOTE_D5

//乐器按键的尾音
const byte TONETAIL =250;
//矩阵按键3×3，3行3列，行作为输出，列作为输入
byte row [3] = {2, 3, 4};    //3行连接在D2, D3, D4口
byte column [3] = {5, 6, 7};    //3列连接在D5, D6, D7口
byte buzzPin =9;    //蜂鸣器在D9口

int state [3];              //键盘扫描的状态变量
int key =0;              //键盘扫描结果，0为无按键，1—9对应
按键K1—K9

//键盘扫描函数，把扫描的结果放入key中
void kbScan () {
    key =0;                          //清零按键扫描的值
    for (int i =0; i<3; i++) {  //扫描从第一行到第三行
        for (int j =0; j<3; j++) {              //先在三行都输
出高电平
          digitalWrite (row [j], HIGH);
```

```
    }
    digitalWrite (row [i], LOW);    //在第 i 行输出低电平
        for (int j =0; j <3; j + +) {            //扫描读取三列
的返回值
        state [j] =digitalRead (column [j]);
          }
    //如果有任一个值为低电平，表示按键被按下，进入去抖处理
        if (state [0] = =LOW | | state [1] = =LOW | | state
[2] = =LOW) {
            delay (10);            //去抖 10 ms
    for (int n =0; n <3; n + +) { //扫描 3 列，判断是哪列被按
下，把按键号码写入 key
        state [n] =digitalRead (column [n]);
    if (state [n] = =LOW)
        key =3 * i +n +1;
            }
    }
    }
  }

  void setup () {
      for (int i =0; i <3; i + +) {            //初始化 3 行的数字
口为输出
          pinMode (row [i], OUTPUT);
      }
      pinMode (buzzPin, OUTPUT);   //初始化蜂鸣器引脚为输出
      for (int i =0; i <3; i + +) { //初始化 3 列的数字口为输入
-上拉电阻
          pinMode (column [i], INPUT_PULLUP);
      }
  }
```

```
void loop () {
    kbScan ();                     //键盘扫描
    switch (key) {            //根据不同按键值，发出不同的音调
        case 1:           //发出音调1
            tone (buzzPin, K1);
            delay (TONETAIL);             //音调持续一定时间
            break;             //跳出switch嵌套
        case 2:           //发出音调2
            tone (buzzPin, K2);
            delay (TONETAIL);
            break;
        case 3:           //发出音调3
            tone (buzzPin, K3);
            delay (TONETAIL);
            break;
        case 4:                    //发出音调4
            tone (buzzPin, K4);
            delay (TONETAIL);
            break;
        case 5:                    //发出音调5
            tone (buzzPin, K5);
            delay (TONETAIL);
            break;
        case 6:                    //发出音调6
            tone (buzzPin, K6);
            delay (TONETAIL);
            break;
        case 7:                    //发出音调7
            tone (buzzPin, K7);
            delay (TONETAIL);
            break;
```

```
            case 8:                     //发出音调8
                tone (buzzPin, K8);
                delay (TONETAIL);
                break;
            case 9:                     //发出音调9
                tone (buzzPin, K9);
                delay (TONETAIL);
                break;
            default  :          //如果没有输入则蜂鸣器关闭
                noTone (buzzPin);
        }
    }
```

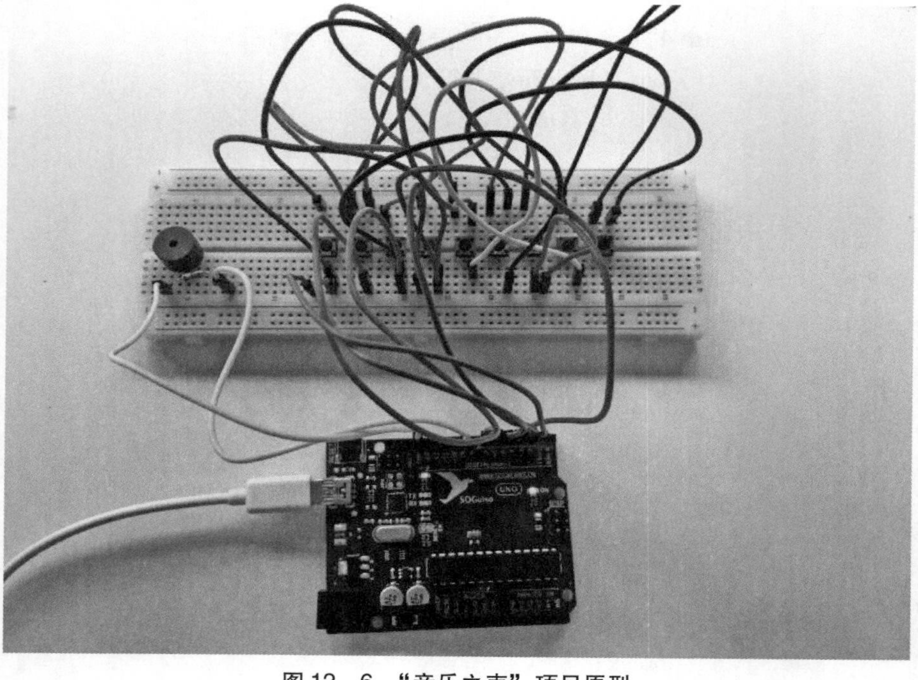

图12-6 “音乐之声”项目原型

思考题：

1. 调整键盘扫描程序，让小号键优先级高于大号键。
2. 思考如何实现组合键的识别，并将识别到的按键号显示在液晶屏上。

第 13 章

红外光电传感器原理及其应用——“声光演奏家”项目制作

13.1 红外光电传感器的原理

近年来，光电传感器的广泛应用使其在日常生活中起到越来越重要的作用。红外线光电传感器可用作人身保护、物体检测、尺寸测量，和其他特殊用途，适用于各式冲床、油压机、折弯机、剪切机、自动化设备等具有危险性设备、各种大面积区域的安全防护、人体探测感应对人体的安全保护等。光电开关还在许多方面得到了应用，例如在行程控制、直径限制、转速检测、气流量控制等方面。

由于红外光电传感器的广泛用途，我们在运用 Arduino 进行创意造物时会常用到这种传感器。红外光电传感器由红外发光管和接收管组成，实物图和内部结构如图 13 - 1 所示。红外光电传感器可以作为寻迹小车的寻迹传感器，也可以用它来测电机转速。

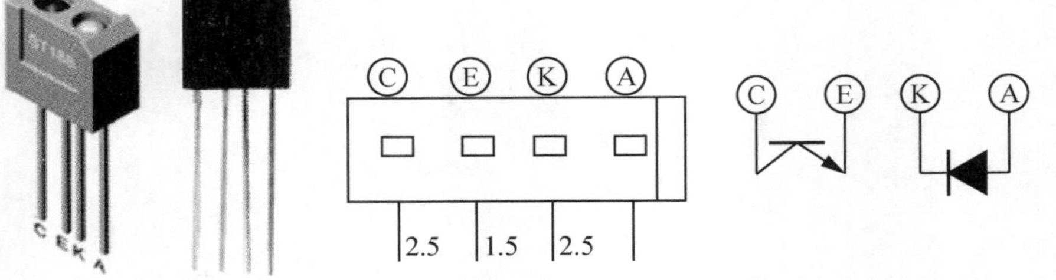

图 13 - 1　红外光电传感器实物、引脚、内部结构

如图 13 - 1 所示，红外发光管发出红外光，当遇到障碍物时，将光反射回来，接收管接收到反射的红外光，就输出一个高电平 1 给处理器。没有反射光

时就输出低电平0。这样，处理器就知道前面有没有障碍物。

对于寻迹小车，红外光电传感器如何识别路线呢？寻迹路线都是黑白相配，白色物质吸收光线少，大部分光波被反射；黑色物质能够吸收大部分光波。利用这一点，红外光电传感器可以确定下面路线是白色还是黑色，以达到寻迹的目的。

用红外光电传感器检测电机转速，也是运用障碍物反射红外光的原理。电机上面安装一个风扇叶片，电机转动时叶片也跟着转动。将转动的电机放在红外光电传感器正上方，转动的叶片会将红外光反射到红外接收管上。通过检测1 s内检测到叶片障碍物的数量来确定电机的转速。

因为红外光电传感器会受到自然光的影响，所以做实验时不要在自然光强烈的地方。

13.2 “声光演奏家”项目制作

13.2.1 元器件清单及重要元器件简介

表13－1 “声光演奏家”项目元器件清单

名　称	型　号	数　量
无源蜂鸣器	N/A	1
电阻	200 Ω	3
电阻	22 Ω	1
电阻	100 Ω	1
电阻	20 kΩ	1
RGB-LED	共阳极	1
红外光电传感器	ST188	1

RGB-LED，又称RGB灯，是一种能发出彩色光的灯。RGB中的R表示红色（red），G代表绿色（green），B代表蓝色（blue）。因此，RGB-LED内部由红色LED、绿色LED、蓝色LED组成。

为什么是红绿蓝呢？因为它们是自然界最基本的3种颜色，称为三基色，三基色通过不同比例混合可以调出五颜六色，如图13－2所示。这也是RGB能发出彩色光的原因。

RGB灯有共阳极、共阴极之分，本课程中采用的是共阳极。共阳极就是将内部的3个LED的阳极接在一起，如图13－3所示；共阴极就是将3个LED的阴极接在一起。

RGB-LED有4个引脚，R、G、B、公共端引脚。如果使用共阳极，将公共端接电源，分别给R、G、B引脚不同电压就可以调出不同颜色的光。本实验运用这种LED灯来进行各种调配，发出各色光的特效。

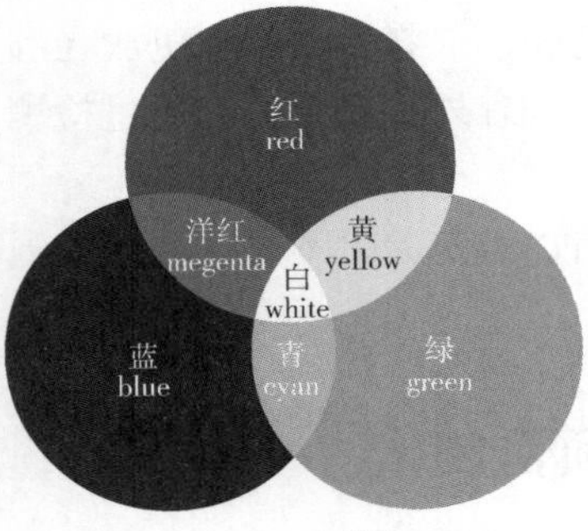

图13－2　三基色原理

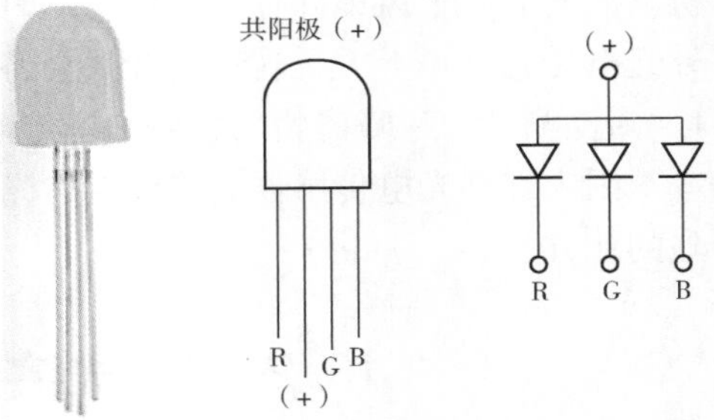

图13－3　共阳极RGB-LED灯

13.2.2　Arduino编程知识

1．static＋局部变量

在C语言（Arduino用的就是C语言）中，有一个权限叫作用域。作用域为全局，即这个变量可以被所有的语句访问。在早期的语言版本中，例如BASIC语言就是所有的变量都是全局变量。

局部变量只能被声明了该局部变量的函数“看见”。在Arduino环境中，任何在函数［例如，setup（），loop（），等等］以外声明的变量都是全局变量。

当程序变得很大并且很复杂时，局部变量可以很好地保证只能被包含该局部变量的函数访问。当另一个函数不小心修改了变量的值时，这样做可以防止出现错误。

有的时候在loop循环中，不好去声明和初始化一个变量，这样在for循环内创建的变量便只能loop函数以内使用。

示例：

```
int gPWMval; //任何函数都可以“看到”这个变量
void setup ()
{
//...
}
void loop ()
{
int i; //变量i只能在loop以内可见
float f; //变量f只能在loop以内可见
//...
for (int j =0; j <100; j++) {
//变量j只能在for以内可见
}
}
```

static 是一个变量作用域限制修饰符，用来创建一个变量，这个变量只能对一个函数可见。不像局部变量那样，在函数被调用或者函数结束时，都会创建或销毁一个变量，下次再调用时又重新实时创建和销毁。static 修饰的变量保持了它的值，函数用的是该变量上一次调用时的结果。在被函数调用时，static 修饰的变量只在创建的时候初始化一次。

如果我们要求这个函数对某些变量的值保留下来下次继续用，就要用到 static 去修饰它，以免它被销毁。

示例：

```
void loop ()
{ //tetst randomWalk function
stepsize =5;
thisTime = randomWalk (stepsize); //这里调用了下面的子函数，需
要返回该子函数中定义的变量 place 的值，但是 place 对 loop () 循环不
```

可见，因此用 randomWalk（）来返回其中的 place 的值。

```
Serial. println (thisTime);
delay (10);
}
int randomWalk (int moveSize) {
static int place; //声明了一个 static 修饰的整数型变量 place，这个变量专门用于存储其他函数调用本子函数时需要保留的值，而且除了本子函数之外，其他函数无法更改这个值。
place = place + (random ( - moveSize, moveSize + 1));
if (place < randomWalkLowRange) {
place = place + (randomWalkLowRange - place);
}
else if (place > randomWalkHighRange) {
place = place - (place - randomWalkHighRange);
}
return place;    //本子函数返回值为 place；也就是前面用 static 修饰的变量，这样一来其他函数调用完本子函数后这个变量就不会被实时销毁，而是作为返回值被使用。调用本子函数，每次对 place 进行更改时，都是基于上一次调用完毕后的 place 值继续更改，这样才能反映出 place 的连续变化过程。
}
```

2. 多维数组

我们比较熟悉二维数组，二维数组又称为矩阵，行列数相等的矩阵称为方阵。

多维数组是数据结构中的概念，二维数组以上的数组，既非线性也非平面的数组称为多维数组。

数组可以用向量来定义，多维数组也不例外。

（1）一维数组

一维数组即向量，同一数组的不同元素通过不同的下标标识，如（a_1，a_2，…，a_n）。

（2）二维数组

二维数组 A_{mn} 可视为由 m 个行向量组成的向量，或由 n 个列向量组成的向量。二维数组中的每个元素 a_{ij} 既属于第 i 行的行向量，又属于第 j 列的列向量。

（3） 多维数组

三维数组 A_{mnp} 可视为以二维数组为数据元素的向量。四维数组可视为以三维数组为数据元素的向量……

三维数组中的每个元素 a_{ijk} 都属于三个向量。四维数组中的每个元素都属于四个向量……

3. 数组的顺序存储方式

由于计算机内存是一维的，因为多维数组的元素应排成线性序列后存入存储器。

数组一般不做插入和删除操作，即结构中元素个数和元素间关系不变化。一般采用顺序存储方法表示数组。

（1） 行优先顺序

将数组元素按行向量排列，第 $i+1$ 个行向量紧接在第 i 个行向量后面。

【例】 二维数组 A_{mn} 的按行优先存储的线性序列为：

a_{11}，a_{12}，…，a_{1n}，a_{21}，a_{22}，…，a_{2n}，……，a_{m1}，a_{m2}，…，a_{mn}

（2） 列优先顺序

将数组元素按列向量排列，第 $i+1$ 个列向量紧接在第 i 个列向量后面。

【例】 二维数组 A_{mn} 的按列优先存储的线性序列为：

a_{11}，a_{21}，…，a_{m1}，a_{12}，a_{22}，…，a_{m2}，……，a_{1n}，a_{2n}，…，a_{mn}

注意：不同的计算机语言，将多维数组的存储优先顺序是不一样的。在 C 语言中，数组按行优先顺序存储。行优先顺序推广到多维数组，可规定为先排最右的下标。

4. random ( )

产生伪随机数的函数。

语法：

random（max）；

random（min，max）；

参数：

min：随机数的下限值，包括 min 进去（可选的）。

max：随机数的上限值，不包括该 max。

返回：

返回的在 min 和 max − 1 之间（long 型）。

5. randomSeed（seed）

randomSeed（）初始化伪随机数发生器，从固定的随机序列中任意一个的点开始产生随机数。这个随机序列是非常长的，并且是随机的，但是这个序列是不会变的，即是固定的。

13.2.3 “声光演奏家”项目电路和程序原理

“声光演奏家”项目功能：

（1）红外光电传感器作为手势输入，可以识别 1，2，3 不同次数的挥动作为输入。

（2）根据手势输入执行命令：1 次挥动执行色彩表升序遍历；2 次执行色彩表降序遍历；3 次及以上停止。

（3）若没有手势输入，则 RBG-LED 在色彩表之间随机漂移。

（4）在色彩变换的同时，蜂鸣器发出相应变化的音调，从而实现手势对声光的指挥。

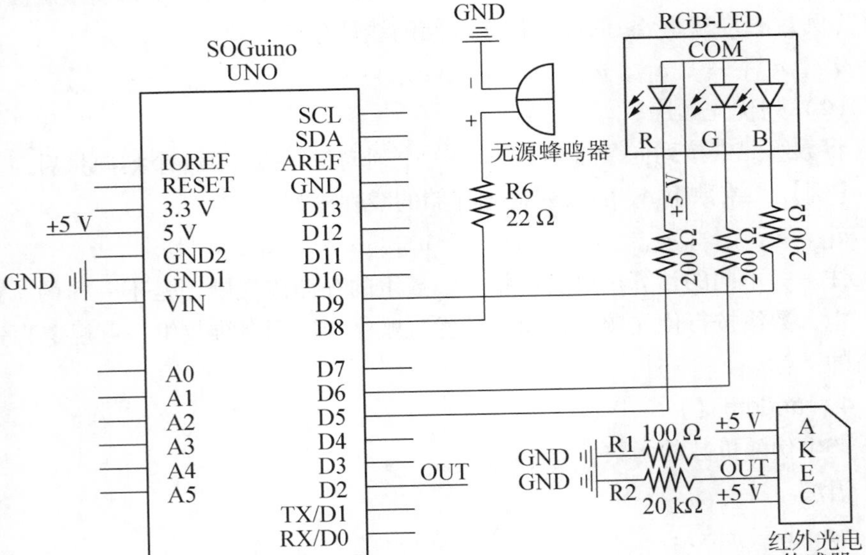

图 13-4 “声光演奏家”项目电路原理

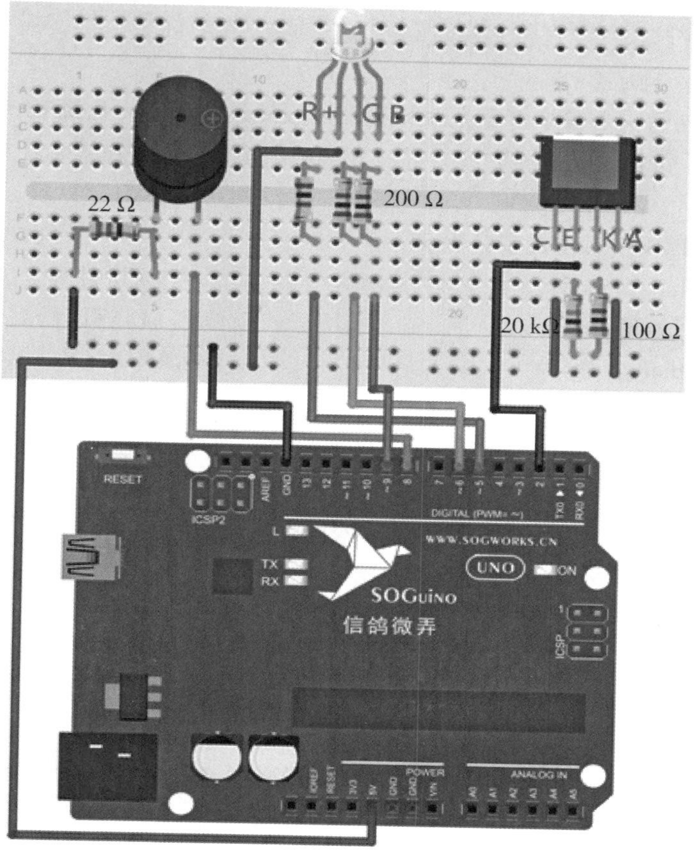

图 13－5 “声光演奏家”面包板实物连接

注：1. 共阳极 RGB-LED 引脚对应如图所示，最长引脚第二引脚为共阳极公共端，第一引脚为 R，第三引脚为 G，第四引脚为 B。

2. 红外光电传感器有缺口的一端为 A，其他引脚对应如图 13－5 所示。

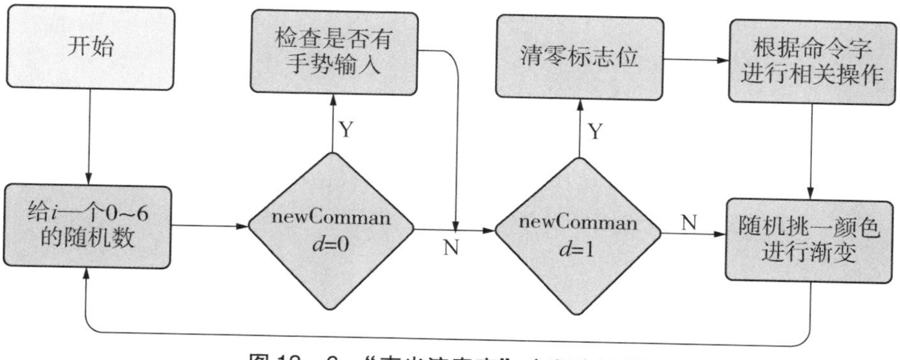

图 13－6 “声光演奏家”主程序流程

程序示例：

```
//注意：本程序需要先添加头文件入库，具体方法见第 12 章
#include" pitches. h"          //音调头文件，用来做蜂鸣器发声

//RGB 分别接数字引脚 569
int red_pin =5;                          //红色 LED 引脚
int green_pin =6;                        //绿色 LED 引脚
int blue_pin =9;                         //蓝色 LED 引脚

unsigned long now1 =0;     //时间变量，单位为 ms，用来判断手势
命令窗口是否结束
unsigned long now2 =0;     //时间变量，单位为 ms，用来给红外传
感器输入去抖动
int count;           //手势输入的次数
int command;           //命令字
boolean newCommand =0;          //新命令标志位，置 1 表示有新
命令
int comWindow =500;          //手势检测的时间窗口，设为 500 ms

//颜色表，格式为 {R，G，B，音调}
int colorTable [7] [4] =
{
      {255，0，0，NOTE_C6}，                //红
      {255，255，0，NOTE_D6}，              //黄
      {0，255，0，NOTE_E6}，                //绿
      {0，255，255，NOTE_F6}，              //青
      {0，0，255，NOTE_G6}，                //蓝
      {255，0，255，NOTE_A6}，              //杨红
      {255，255，255，NOTE_B6}        //白
};
```

```
//设置 RGB 彩灯 RGB 值
void setRGB (int red, int green, int blue)
{
    analogWrite (red_pin, 255 - red);   //因为 LED 灯为共阳极，所以需要反码
    analogWrite (green_pin, 255 - green);
    analogWrite (blue_pin, 255 - blue);
}

//检查红外传感器是否有手势输入
boolean checkIR () {
    unsigned long now;
    now = millis ();
    if ( (now - now1) > = comWindow) {          //如果命令时间窗口时间到达
        if (count) {  //如果手势计数器不为 0
            newCommand = 1;   //设置命令标志位为 1，表示新命令到达
            command = count;   //命令字设为目前计数器的值
            count =0;   //计数器清零，准备下次接收
            return 1;   //返回 1，表示有新手势输入
        }
    }
    return 0;   //否则返回 0，表示无新手势输入
}

/* *
每延时 10 ms 检测 1 次红外传感器，如果有手势输入则停止退出，否则就延时共 500 ms
如果有手势输入，则返回 1，否则返回 0
*/
```

```
boolean wait_checkIR () {
    for (int i =0; i < 50; ++i) {
        delay (10);
        checkIR ();
        if (newCommand) {
            return 1;
        }
    }
    return 0;
}

/**
从前一个颜色渐变到新输入的颜色去
*/
void fade2Color (int Red, int Green, int Blue) {

    int fade_steps;    //总共要渐变的步数
    fade_steps = 1000;    //初始值设为1000步，可以调整

    static int redPrev =0;      //前次红色值
    static int greenPrev =0;    //前次绿色值
    static int  bluePrev =0;    //前次蓝色值

    int redTime =0;    //三基色的渐变步进状态值
    int greenTime =0;
    int blueTime =0;

    int redTemp = redPrev;    //渐变过程中，颜色值中间变量
    int greenTemp = greenPrev;
    int blueTemp = bluePrev;
```

```
    int redDelta = Red - redPrev;                    //三基色的前后
变化值
    int greenDelta = Green - greenPrev;
    int blueDelta = Blue - bluePrev;

    if (redDelta ! =0) {
        redTime = (fade_steps/redDelta);       //计算红色值下一
次改变的时间步数
        redTime = abs (redTime);
        redTime = redTime + 1;
    }
    int redTimeInc = redTime;                   //红色值每次时间步
进量的值

    if (greenDelta ! =0) {
    greenTime = (fade_steps/greenDelta);    //计算绿色值下一次
改变的时间步数
        greenTime = abs (greenTime);
        greenTime = greenTime + 1;
    }
    int greenTimeInc = greenTime;                   //绿色值每次时
间步进量的值

    if (blueDelta ! =0) {
        blueTime = (fade_steps/blueDelta);     //计算蓝色值下一
次改变的时间步数
        blueTime = abs (blueTime);
        blueTime = blueTime + 1;
    }
    int blueTimeInc = blueTime;            //蓝色值每次时间步进量
的值
```

```
        int redInc =1;              //三基色每次渐变的步进量
        int greenInc =1;              //如果变化量为正，则步进量为1
        int blueInc =1;              //如果变黄量为负，则步进量为 -1
        if (redDelta  < 0) redInc = -1;
        if (greenDelta  < 0) greenInc = -1;
        if (blueDelta  < 0) blueInc = -1;
        //循环 fade_steps 次
        for (int fadeCounter =1; fadeCounter < =fade_steps; fadeCounter
+ +) {
          if ( fadeCounter = =redTime ) {//如果循环次数达到红色改
变颜色值的时间
                redTemp =redTemp  + redInc;              //则计算
红色新值
                redTime =redTime  + redTimeInc;   //计算红色下次
改变颜色值的时间
              }
        if ( fadeCounter = =greenTime ) {//如果循环次数达到绿色改
变颜色值的时间
          greenTemp =greenTemp  + greenInc;       //则计算绿色新
值
          greenTime = greenTime  + greenTimeInc;  //计算绿色下次
改变颜色值的时间
              }
        if ( fadeCounter = =blueTime ) { //如果循环次数达到蓝色改
变颜色值的时间
            blueTemp =blueTemp  + blueInc;    //则计算蓝色新值
            blueTime =blueTime  + blueTimeInc; //计算蓝色下次改变
颜色值的时间
              }
              setRGB  (redTemp, greenTemp, blueTemp);   //设定
LED 新的 RGB 值
```

```
            delayMicroseconds (1000);    //延时一定时间，可以根据需要调节
            if ( checkIR ( ) ) return; //检测红外传感器，如果有新输入就退出，否则继续循环
        }
        redPrev = Red;   //循环完毕，把本次的 RGB 值赋给前次 RGB 寄存器，为下次调用做好准备
        greenPrev = Green;
        bluePrev = Blue;
    }

    //根据命令字，执行相应操作
    void doCommand ( ) {
        if (command = =1) {  //命令字为 1，则执行色彩表升序遍历，并播放音调
            delay (200);
        for (int i =0; i <7; i + +) {
            setRGB (colorTable [i] [0], colorTable [i] [1], colorTable [i] [2]);
            tone (8, colorTable [i] [3]);
            if (wait_checkIR ( )) return;
            noTone (8);
        }
        }
        if (command = =2) { //命令字为 2，则执行色彩表降序遍历，并播放音调
            delay (200);
            for (int i =6; i > =0; i - -) {
            setRGB (colorTable [i] [0], colorTable [i] [1], colorTable [i] [2]);
            tone (8, colorTable [i] [3]);
```

```
            if (wait_checkIR ()) return;
            noTone (8);
        }
        }
        if (command > =3) {   //命令字为 3 或以上，则关闭音调，退出操作
            noTone (8);
            return;
        }
    }

    /* *
     * 红外传感器中断服务子例程
     */
    void irsensor_isr () {
        unsigned long now;

        now = millis ();    //每次中断，读取当前时间
        if (count = =0) {   //如果计数器为 0，表示第一次手势
            now1 = now;    //启动命令时间窗口，把 now1 设为当前时间
            now2 = now;    //把 now2 设为当前时间，以便手势输入去抖动处理
            count =1;    //计数器值为 1
            return;
        }
        if (now - now2 >50) {   //去抖动 50 ms
            count + +;    //若两次中断间隔大于 50 ms，则认为是合法输入，手势计数器加 1
            now2 = now;    //设定 now2 为当前时间，以便下次去抖
        }
```

```
    }

    void setup （）{
        pinMode （red_pin，OUTPUT）;    //初始化 RGB 管脚为输出
        pinMode （green_pin，OUTPUT）;
        pinMode （blue_pin，OUTPUT）;
        randomSeed （analogRead （A3））;    //设定随机序列种子值
        //设置红外传感器中断向量，外部中断0，下降沿触发
        attachInterrupt （0，irsensor_isr，FALLING ）;
    }

    void loop （）{
        int i;
        i = random （0，7）;    //在0～7之间取随机数
        if （! newCommand）{               //如果命令字标志位为0
            checkIR （）;    //则检查红外传感器是否有手势输入
        }
        if （newCommand）{    //如果有新命令字输入
            newCommand =0;                //清0命令标志位
            doCommand （）;               //根据命令字执行相应操作
        }
        else {     //如果没有手势操作，则根据随机数在色彩表中挑
一个颜色进行渐变
      fade2Color （colorTable ［i］［0］，colorTable ［i］［1］，colorTable
［i］［2］）;
        }
    }
```

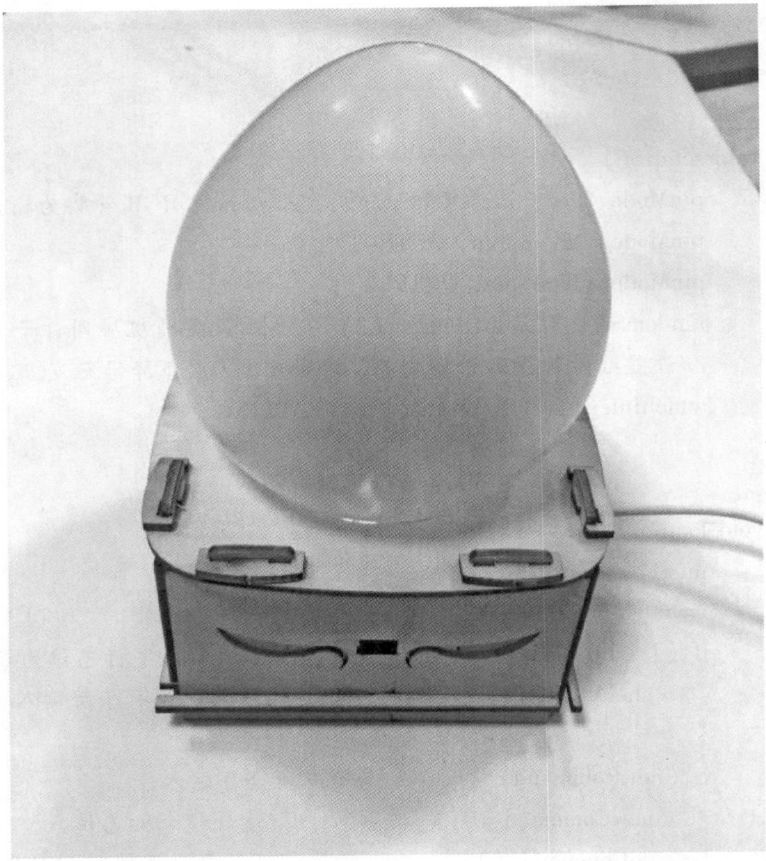

图 13-7 “声光演奏家”项目完成后（加上外壳）

思考题：

1. 增加手势识别的种类。

2. 改变颜色变换和发声的方案，让项目更炫酷。

3. 本项目的方案能够推广设计出什么样的互动创意项目？例如，一个音乐喷泉，一个手势遥控的小玩具。有兴趣的同学可以搜集资料把自己的创意做出来。

第 14 章

电容测量及应用——“有容乃大”项目制作

14.1 电容测量原理和用途

14.1.1 RC 电路和时间常数

电容传感器，英文名称为 capacitive type transducer，是一种把被测的机械量，如位移、压力等转换为电容量变化的传感器。抛开电容传感器不谈，单单对电容进行测量就可实现一些奇妙创意。

电解电容的测量是基于对 RC 电路的时间常数的计算，由脉冲电路原理可知，电容的充电速度与 R 和 C 的大小有关，R 与 C 的乘积越大，过渡时间就越长。这个 RC 的乘积就叫作 RC 电路的时间常数 τ，即 $\tau = R \cdot C$。若 R 的单位为 Ω，C 的单位为 F，则 τ 的单位为 s。

充电过程的一般规律：U_c 开始变化较快，以后逐渐减慢，并缓慢地趋近其最终值，当 $t = \tau$ 时，$U_c = 0.632\ E$。测量仪就是利用单片机测量 $U_c = 0$ 到 $0.632\ E$ 这段时间，用下列式子计算计算被测电容值：

$$C = \tau / R$$

要测量这个 τ 值，我们需要使用一个叫作模拟比较器的模块。

14.1.2 模拟比较器的使用及电容测量的实现

如图 14－1 所示，模拟比较器有三个接口，两个输入端，一个输出端。如果输入端的正极输入电压高，那么输出端子输出一个高电平；如果输入端的负极输入电压高，那么输出端就输出一个低电平。我们利用这个原理来检测 τ 值。

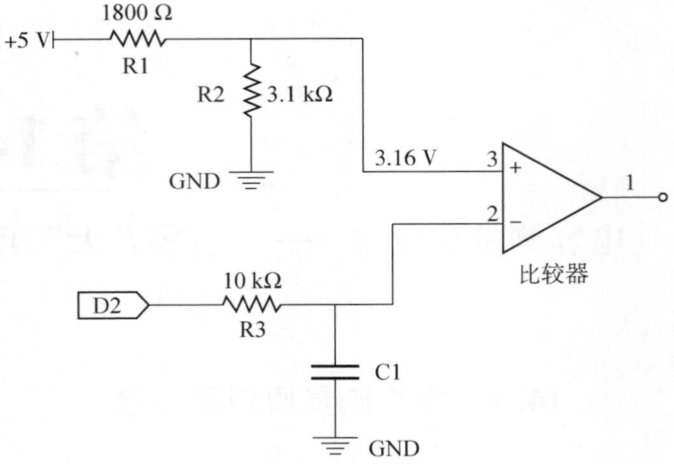

图 14－1　模拟比较器原理

在图 14－1 中，通过一个分压电路，通过计算设定两个电阻：$R1=1.8\ \text{k}\Omega$，$R2=3.1\ \text{k}\Omega$，于是 3100 Ω 电阻分到的电压为总电压的 $3.1/(1.8+3.1)\approx 63.27\%$，大约就是同等大小的电压对电容充电一个 τ 时间的电压值。可以看到，通过这个分压电路，我们取到了 5 V 电压的 63.2%，大约是 3.16 V。然后我们在模拟比较器输入端的负极接入一个 RC 电路（充放电电路）。我们通过 MCU 引脚 D2 给电容充电，从写高电平指令开始计时，当充电时间刚刚超过 τ 的时候，模拟比较器的输出端电平就会发生反转。我们检测到反转，记录从充电到反转的时间，即我们要测量的 τ。通过公式 $C=\tau/R3$ 就能得到电容 $C1$ 的大小。

14.1.3　人体电容的妙用

因为人对地不是一个等势体，所以人体可以等效为一个电容（人体电容，capacitance of human body），其对地电容在 100～400 pF 间。测量人体电容在人体接触应用方面有非常重要的用途。如笔记本电脑触控板、MP3 播放器、触摸屏显示器和近程检测器等。除了利用容性传感器取代机械按钮外，用一点点想象力，再加上人机界面设计的基本原理，将会使很多其他应用也能利用这一技术。比如必须与人体皮肤接触的医疗设备等产品，包括需要紧靠皮肤的医用探针、生物电位电极传感器等。

下面我们就通过项目实践来体会人体电容测量的妙用。

14.2 人体电容应用：“有容乃大”项目制作

14.2.1 元器件清单及重要元器件简介

表 14－1 “有容乃大”项目元器件清单

名　称	型　号	数　量
液晶屏	LCD1602	1
电阻	100 Ω	2
电阻	680 Ω	1
电阻	1 kΩ	5
电阻	4.7 kΩ	1
电阻	10 kΩ	1
电位器	100 kΩ	2
待测电容	自定	若干
锡箔纸	N/A	2
带线鳄鱼夹	N/A	2

电容器俗称电容，它具有存储电荷的能力。它对直流电流具有隔断的作用，而交流电流是可以通过的，交流频率越高，电流通过的能力也越强。根据以上特性，电容主要功能是储能和滤波。电容种类有很多，常用的有：瓷片电容，电解电容等。如图 14－2 所示。

电解电容有正负极之分，瓷片电容无正负极之分。

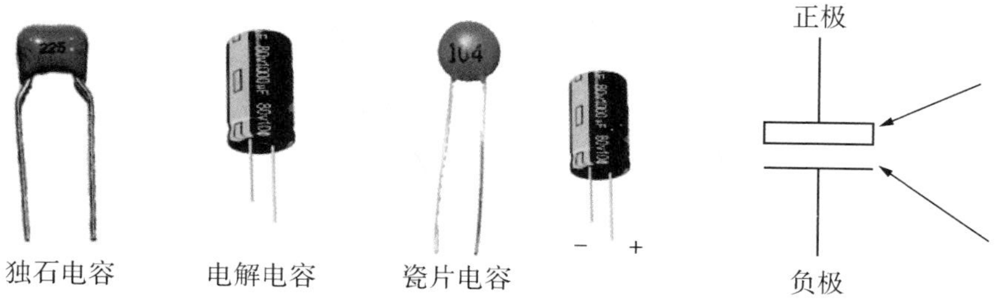

图 14－2 常见电容及电解电容标识符

我们在瓷片电容和独石电容上经常看到如图 14-2 所示的“104”“225”等标注，这是代表电容容量。它的容量应为：前两位数乘以 10 的后一位数的次方，单位是 pF。例如，“104”即 $10\times10^4=100000$ pF = 0.1 μF；“225”即 $22\times10^5=2200000$ pF = 2.2 μF。

14.2.2 Arduino 编程知识

1. 模拟比较器库

Arduino 开发板上有一个模拟比较器，还有现成的模拟比较器库，加载以后就可以直接调用里面的函数，把模拟比较器的原理和复杂的编程封装了起来。

如：comparator_init（）；

初始化模拟比较器的函数，无参数，无返回值。

又如：getRC（）；

顾名思义，这就是测试时间常数的函数，返回值为测试到的时间常数。

2. 字符显示

定义好字库后，可以直接在液晶屏上显示字符。本教材提供已经写好了字库，加载后直接应用即可。

14.2.3 “有容乃大”项目电路和程序原理

“有容乃大”项目功能：

（1）这是一个恶作剧项目，号称可以测试人的“容量”或“胸怀”。

（2）被测人双手分别接一个锡箔纸板，进行测试。

（3）测试结果显示在 LCD 屏幕上。

未接触时显示“天地不容”。以下选项依据测得的人体电容值大小而定：

A. 无地自容

B. 小容可掬

C. 淡定从容

D. 有容乃大

（4）有两个可以控制测量结果的变量：人手接触锡箔纸的面积和电位器调节的位置。

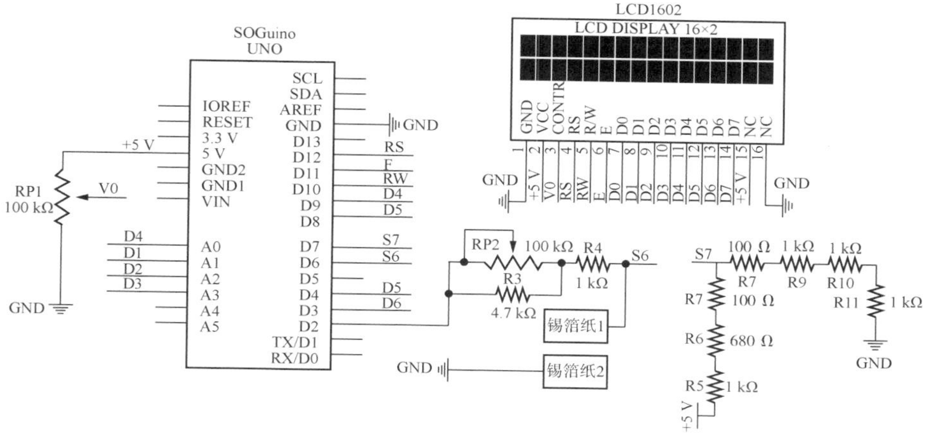

图 14－3　“有容乃大”项目电路原理

注：1.8 kΩ 和 3.1 kΩ 电阻通过串联和并联近似得到。

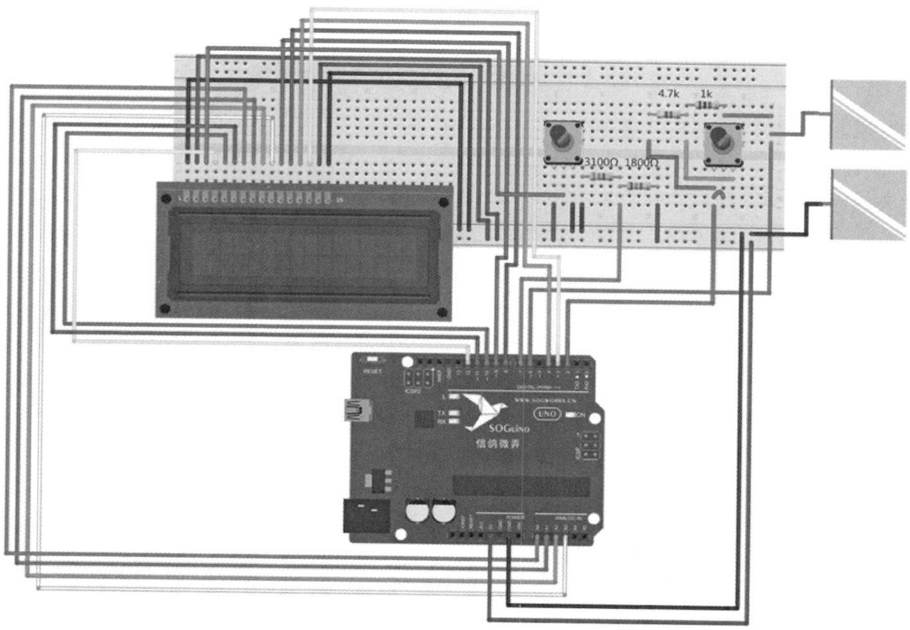

图 14－4　“有容乃大”项目面包板实物连接

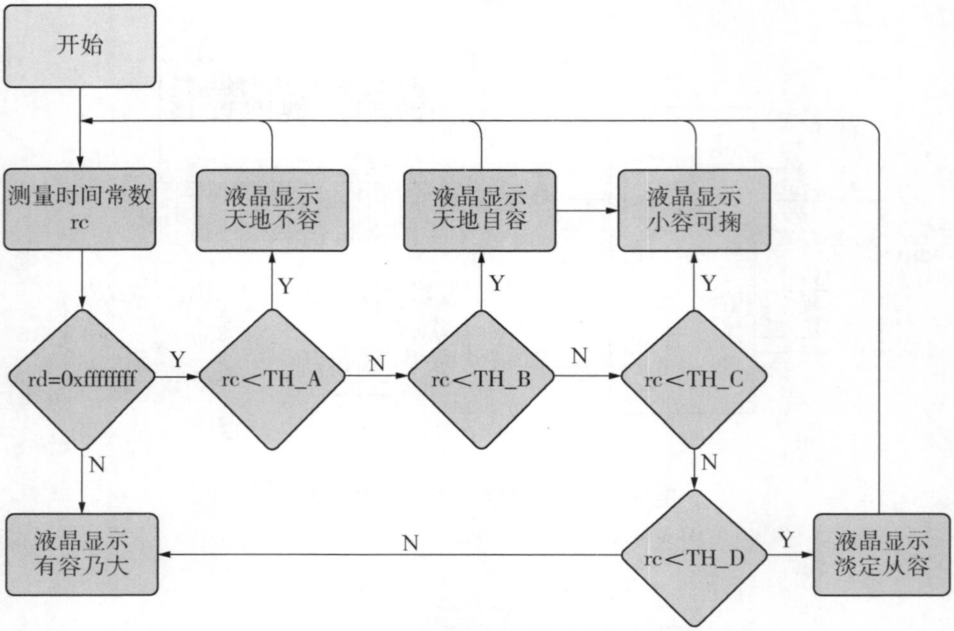

图 14－5 “有容乃大”项目主程序流程

程序示例：

```
#include <LiquidCrystal. h >                      //添加液晶库
#include " yrnd_zk. h"    //添加“有容乃大”项目的字库，见教材配套 U 盘
const unsigned long TH_A = 20;              //阈值 A
const unsigned long TH_B = 100;             //阈值 B
const unsigned long TH_C = 300;             //阈值 C
const unsigned long TH_D = 500;             //阈值 D

//定义液晶对象，采用 8 线数据线连接方式
//LiquidCrystal (rs, rw, enable, d0, d1, d2, d3, d4, d5, d6, d7)
LiquidCrystal   lcd (12, 10, 11, A0, A1, A2, A3, 9, 8, 4, 3);
```

```
int send_pin =2;             //RC 充放电发送端为 D2
int cg =0;             //CGRAM 指针，0～7 有效

void setup ( ) {
    Serial. begin (9600);          //初始化串口
    lcd. begin (16, 2);          //初始化液晶，16 列，2 行
    pinMode (send_pin, OUTPUT);          //初始化 RC 发送端
    Serial. println ("Begin!");          //在串口打印“Begin!”
    digitalWrite (send_pin, LOW);          //RC 发送端置为低电
平，放电
    comparator_init ( );          //初始化模拟比较器与
}
void loop ( ) {
    unsigned long rc = getRC ( );     //测试 RC 时间常数

    if (rc! =0xffffffff) {  //如果数据没有超时，则根据 RC 结果
显示
        if (rc<TH_A) {  //显示“天地不容”
        lcd. setCursor (0, 0);
        lcd. print ("__");
        dispCN (tian, 2);
        dispCN (di, 6);
        dispCN (bu, 10);
        dispCN (rong, 14);
    }
    else if (rc <TH_B) {  //显示“A. 无地自容”
        lcd. setCursor (0, 0);
        lcd. print ("A. ");
        dispCN (wu, 2);
        dispCN (di, 6);
        dispCN (zi, 10);
```

```
        dispCN (rong, 14);
    }
    else if (rc < TH_C) {     //显示“B. 小容可掬”
        lcd.setCursor (0, 0);
        lcd.print ("B. ");
        dispCN (xiao, 2);
        dispCN (rong, 6);
        dispCN (ke, 10);
        dispCN (ju, 14);
    }
    else if (rc <  TH_D) {  //显示“C. 淡定从容”
        lcd.setCursor (0, 0);
        lcd.print ("C. ");
        dispCN (dan, 2);
        dispCN (ding, 6);
        dispCN (cong, 10);
        dispCN (rong, 14);
    }
    else {  //显示D. 有容乃大
        lcd.setCursor (0, 0);
        lcd.print ("D. ");
        dispCN (you, 2);
        dispCN (rong, 6);
        dispCN (nai, 10);
        dispCN (da, 14);
    }
      }
      else {              //超时，按D处理，显示“D. 有容乃大”
          lcd.setCursor (0, 0);
    lcd.print ("D. ");
    dispCN (you, 2);
```

```
    dispCN (rong, 6);
    dispCN (nai, 10);
    dispCN (da, 14);
      }
  }


  //4 * 5X8 规格中文字符显示函数
  //* * p 为中文字符的指针数组，col 为要显示的起始列
  void dispCN (byte * * p, int col) {
      for (int x =0; x <2; x + + ) {  //从第 0 行到第 1 行
          for (int y =0; y <2; y + + ) {  //从第 0 相对列到第 1 相对列
              if (col > =8)         //列数如果在 LCD 后部
                  lcd. setCursor (col - 8 + y, x);   //光标向左移动 8 列
              else                  //如果列数在 LCD 前部
                  lcd. setCursor (col + 8 + y, x);   //光标向右移动 8 列
              lcd. print (" ");   //消除此位置的显示
              int i;   //定义变量 i，用来存放字符的指针
              if (cg > =4) i = cg - 4;   //根据 CGRAM 设定 i
              else i = cg;
              lcd. createChar (cg, p [i]);   //向 CGRAM 中写入自定义的字符
              lcd. setCursor (col + y, x);   //设定光标至要显示的位置
              lcd. write (cg);   //显示 CGRAM 中的字符
              cg + +;   //写下一个字符
              if (8 = = cg) cg =0;
          }
      }
  }
```

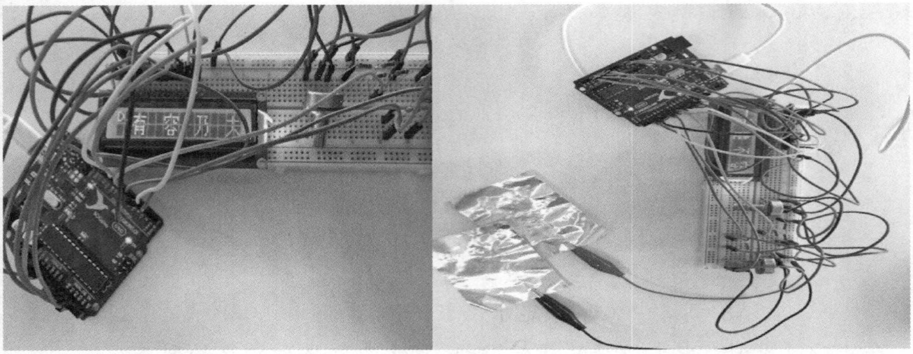

图 14-6 “有容乃大”项目原型

思考题：

1. 添加液晶字库和显示各类字符。
2. 电容测量还可以用于哪些应用场景？实现你的创意。

第 15 章

超声传感器及其应用——“蝙蝠女侠”项目制作

15.1 超声波测距原理

超声波可以在气体、液体及固体中传播，其传播速度不同。另外，它也有折射和反射现象，并且在传播过程中有衰减。超声波在空气中衰减较快，而在液体及固体中传播，衰减较小，传播较远。

利用超声波的特性，可做成各种超声传感器，配上不同的电路，制成各种超声测量仪器及装置，用于遥控器，防盗报警器、自动门、接近开关、测距、液位或料位、材料探伤、测厚等。超声传感器还被用于实现机器人的自动避障。实现避障与导航的必要条件是环境感知，需要通过传感器获取周围环境信息，包括障碍物的尺寸、形状和位置等信息，因此传感器技术在移动机器人避障中起着十分重要的作用。超声波传感器是避障所用传感器中常见且易于使用的传感器之一。

空气超声探头发射超声脉冲，到达被测物时，被反射回来，并被另一只空气超声探头所接收。测出从发射超声波脉冲到接收超声波脉冲所需的时间 t，再乘以空气的声速（340 m/s），就是超声脉冲在被测距离所经历的路程，除以 2 就得到距离。

图 15 -1 是一个超声波模块。该模块会从一个“大喇叭”发送超声波，当发出的超声波遇到障碍物后会被反弹回来，被另一个“大喇叭”接收到。当收到返回的超声波之后，超声波模块会从“Echo”引脚输出一个时间和超声波发出到返回被接收到的时间相同的“高电平时间”信号。这样一来，超声波的距离测试公式如下：

$$测试距离 = 高电平时间 \times 声速 /2$$

举一个例子，假设超声波模块前有障碍物，“大喇叭”发送超声波经过 0.01 s 返回，模块的“Echo”口会输出一个 0.01 s 的高电平信号，因而测试

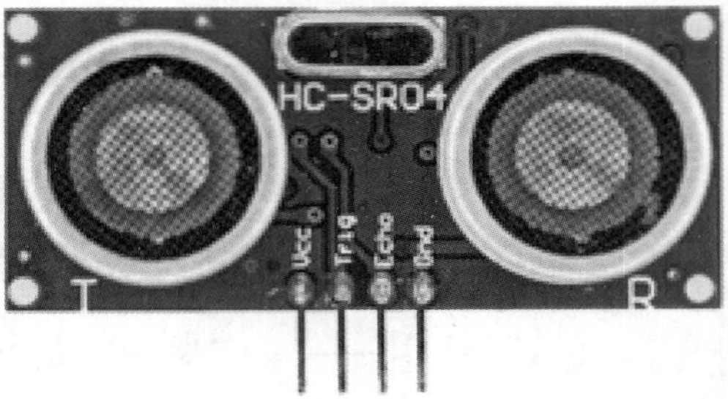

图 15-1　HC-SR04 超声波模块

距离为 0.01×340/2 m=1.7 m（声速为 340 m/s）。

15.2　超声波传感器应用实验：蝙蝠女侠

15.2.1　元器件清单

表 15-1　“蝙蝠女侠”项目元器件清单

名　称	型　号	数　量
超声波模块	HC-SR04	1
液晶屏	LCD1602	1
电位器	100 kΩ	1
电阻	22 Ω	1
无源蜂鸣器	N/A	1

15.2.2　Arduino 编程知识

1. pulseIn（）

读取引脚脉冲的时间长度（脉冲可以是 HIGH 或 LOW）。例如，如果是 HIGH，pulseIn（）函数将先等引脚变为高电平，然后开始计时，一直到变为低电平为止。返回脉冲持续的时间长短，单位为 ms。如果超时还没有读到的话，将丢弃并返回 0。给这个函数定时的时间取决于个人的经验，时间长了也可能会显示错误的。一般脉冲时间是在 10 ms ～3 min 之间。

语法：

pulseIn（pin，value）

pulseIn（pin，value，timeout）

参数：

pin：你要读取脉冲的引脚（int 型）。

value：你要读取的脉冲类型 HIGH 或者 LOW（int 型）。

timeout（可选的）：等待脉冲开始的超时时间长度（unsigned long 型）。

返回：

脉冲的长度（以 ms 为单位计算）；如果在超时时间之前没有脉冲就返回 0；返回 unsigned long 类型。

2. #define

#define 是一个非常有用的东西，在程序编译之前，允许程序员给一个常量取一个别名。定义一个常量，这个常量不会占用 Arduino 芯片的内存空间。

#define 有可能会有你不想要的结果，例如，一个常量名用#define 来代替其他的常量或变量名时。通常，const 关键字是优先考虑的，用来来定义一个常量。

Arduino 的#define 和 C 的#define 语法相同。

3. Ultrasonic（）

Arduino 有自带的超声函数库。Ultrasonic（）是构造函数，用来初始化。

语法：ultrasonic. Ultrasonic（pin）

参数：

ultrasonic：Ultrasonic 类的对象

pin：连接超声波模块 Trig 和 Echo 引脚

4. MeasureInCentmeters（）

返回一个测量距离（单位：cm），范围为 0～400 cm。

语法：

ultrasonic. MeasureInCentimeters（）

Parameters（参数）

ultrasonic：Ultrasonic 类的对象

Returns（返回）

15. 2. 3 “蝙蝠女侠”项目电路和程序原理

“蝙蝠女侠”项目功能：

（1）用超声波测距模块检测障碍物距离。

（2）把距离（单位：cm）显示在 LCD 第一行左侧。

（3）根据距离的远近，设计以下不同的女侠台词：

①无障碍物：显示“U go girl！LCD”在第二行扫屏。

②有障碍物：距离由远至近，台词如下：

(ⅰ) Hands up! 发现可仪目标（“疑”字太复杂，这里代替一下）

(ⅱ) Freeeeze! 再动我不 kè 气了

(ⅲ) Code Red! 我叫非礼了

(ⅳ) zzz555... 哎呀 你这个坏人

(4) 英文台词显示在第一行右侧，中文显示在第二行。

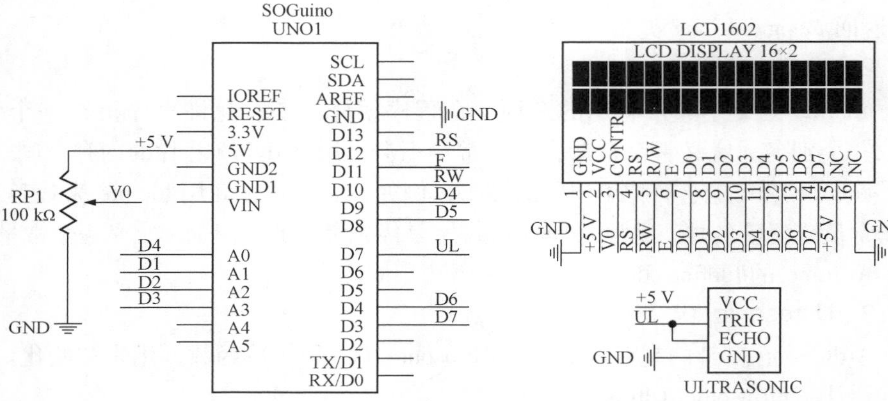

图 15-2 “蝙蝠女侠”项目电路原理

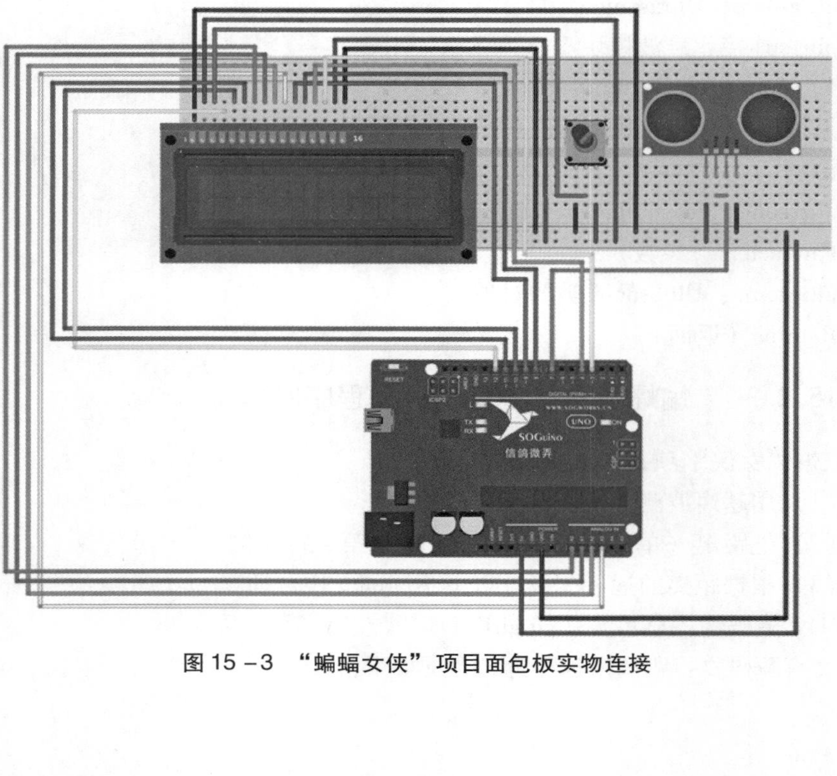

图 15-3 “蝙蝠女侠”项目面包板实物连接

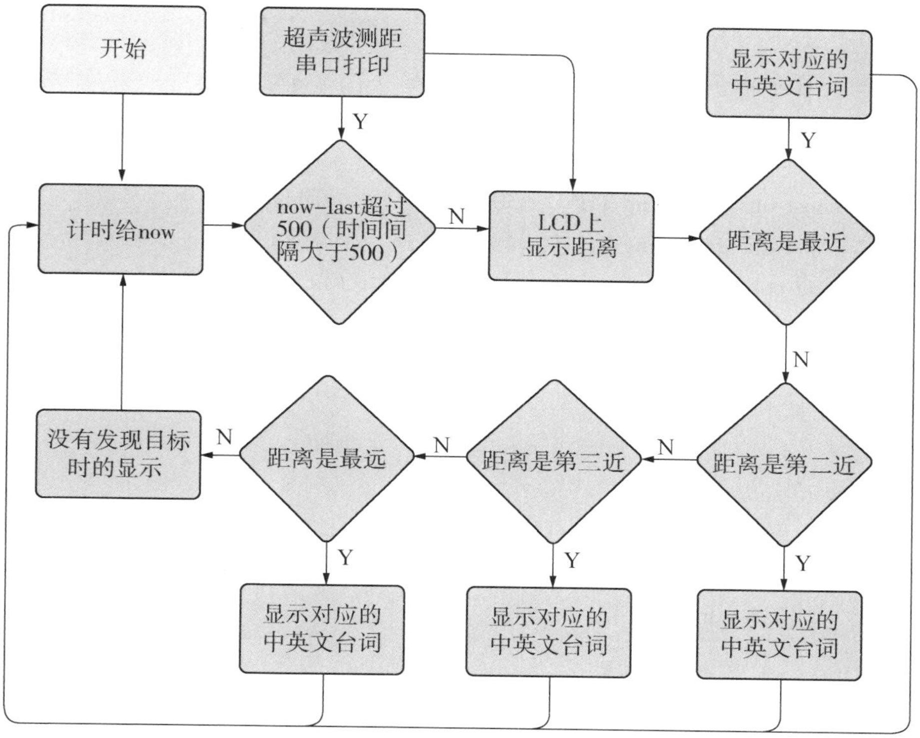

图15－4 “蝙蝠女侠”项目主程序流程

程序示例：

```
#include <LiquidCrystal. h>              //添加液晶库
#include <Ultrasonic. h>          //添加超声波模块库
#include " bg_zk. h"          //添加字库文件
//定义LCD对象，八线数据线连接方式
//LiquidCrystal  (rs, rw, enable, d0, d1, d2, d3, d4, d5, d6, d7)
LiquidCrystal   lcd (12, 10, 11, A0, A1, A2, A3, 9, 8, 4, 3);
Ultrasonic ultrasonic (7);          //定义超声波模块，连接在D7脚
unsigned long distance =100;          //距离变量，单位为cm
unsigned long last =0;          //存储上次测试时间，单位为ms
int cg =0;                    //LCD中CGRAM得指针，0～7有效
```

```
//距离阈值常量定义区，单位为 cm
const unsigned long TH_A = 10;          //阈值 A
const unsigned long TH_B = 20;          //阈值 B
const unsigned long TH_C = 30;          //阈值 C
const unsigned long TH_D = 40;          //阈值 D
byte col_full = 0;                      //LCD 扫屏指针，存储当前扫屏的光标位置
#define length_of (a)   (sizeof (a) /sizeof (a [0]))     //取数组成员个数的宏定义

void setup () {
    Serial. begin (9600);        //初始化串口
    lcd. begin (16, 2);         //初始化 LCD
    last = millis ();
}
void loop () {
    unsigned long now = millis ();       //大于 500 ms 以上才测试，以免刷屏晃眼睛
    if (now - last > 500) {
  distance = ultrasonic. MeasureInCentimeters (); //用超声波库测试距离
        Serial. print (distance);
        Serial. println ("cm");
  last = now;
    }

    dispDistance (distance);             //在 LCD 上面显示距离
    //根据距离数值，在 LCD 上显示蝙蝠女侠不同的台词
    if (distance < TH_A) {               //距离最近时候的英文与中文显示
        dispCNL (lines_a, length_of (lines_a));
```

```
        lcd.setCursor(6, 0);
        lcd.print(" zzz555...");
    }
    else if (distance < TH_B) {          //距离第二近时候的台词
        dispCNL(lines_b, length_of(lines_b));
        lcd.setCursor(6, 0);
        lcd.print(" Code Red!");
    }
    else if (distance < TH_C) {          //距离第三近时候的台词
        dispCNL(lines_c, length_of(lines_c));
        lcd.setCursor(6, 0);
        lcd.print(" Freeeeze!");
    }
    else if (distance <= TH_D) {         //距离最远时候的台词
        dispCNL(lines_d, length_of(lines_d));
        lcd.setCursor(6, 0);
        lcd.print(" Heads up!");
    }
    else {          //没有发现目标时候的显示
        lcd.setCursor(6, 0);
        lcd.print("U go girl!");

        if ((col_full) % 16 == 0) {      //若扫屏到最右边，则清屏
            lcd.setCursor(0, 1);
            lcd.print("                ");

        }
```

```
            lcd.createChar (0, full);          //在第一个 CGRAM 位置写入全亮点阵
            lcd.setCursor ((col_full++)%16, 1); //光标在 LCD 第二行从左到又扫屏
            lcd.write (byte (0));
            delay (50);                        //延时 50 ms 以免晃眼睛
        }
    }
    //距离数值 LCD 显示函数，输入参数为要显示的 cm 数值
    void dispDistance (int dis) {
        lcd.setCursor (3, 0);
        lcd.print ("cm");
        int col =0;
        if (dis/100 = =0) {                     //若百位为 0，则第一位显示空格
            lcd.setCursor (col, 0);
            lcd.print (" ");
            lcd.setCursor (col + +, 0);
        }
        if (dis /10 = =0) {                     //若十位为 0，则第二位显示为空格
            lcd.setCursor (col, 0);
            lcd.print (" ");
            lcd.setCursor (col + +, 0);
        }
        lcd.setCursor (col, 0);
        lcd.print (dis);                  //显示距离数值，单位为 cm
    }
    //中文台词显示函数，输入参数为要显示的字符数组指针，和数组的长度
    void dispCNL (byte *p [], int length) {
```

```
for (int col =0; length >0; col + +, length - - ) {
        if (col > =8) lcd. setCursor (col -8, 1); //先清屏再写
新数据
        else         lcd. setCursor (col +8, 1);
        lcd. print (" ");
        lcd. createChar (cg, p [cg]);      //在 CGRAM 中写入
自定义的字库
        lcd. setCursor (col, 1);           //在 LCD 第二行设定
光标
        lcd. write ( cg );                 //在 LCD 上显示该自
定义字模
        cg + +;  //CGRAM 指针向前移动一位
    }
    cg =0;   //CGRAM 指针清 0，准备下次操作
}
```

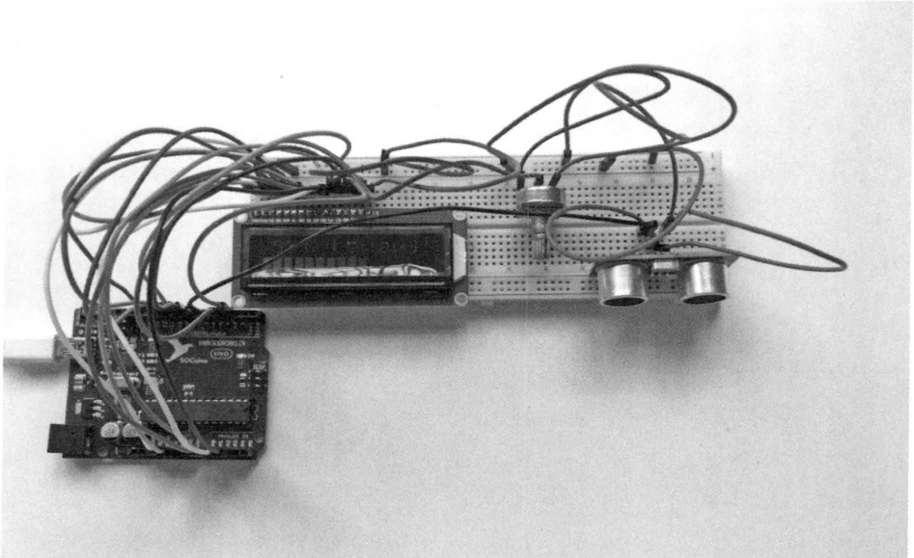

图 15－5 “蝙蝠女侠”项目原型

思考题：

1. 思考超声波传感器还能应用在哪些场景，有兴趣的同学可尝试实现创意。

2. 找找自定义字库的资料，尝试定义其他的字库，显示更多台词。

第16章

POV显示原理及应用——“再别康桥”项目制作

16.1 POV显示简介

16.1.1 POV显示应用场景

在互联网时代，各种“炫酷”的创意作品常常“一不小心”就火了。由于互联网时代的便利性，人们可以很容易接触到各类作品；同时各种创造工具流行，无论是歌曲文艺类还是黑科技类作品，都有一大批人在不断创新创意，老旧的作品很快就失去了新鲜感，淹没在时代潮流中。人们厌恶“炒旧饭”，创意大受欢迎，足够创意的作品才能脱颖而出。有一段时间，一个“3D电风扇”的黑科技作品通过社交媒体网站火遍国内外，它的效果以及它的样子如图16－1所示。

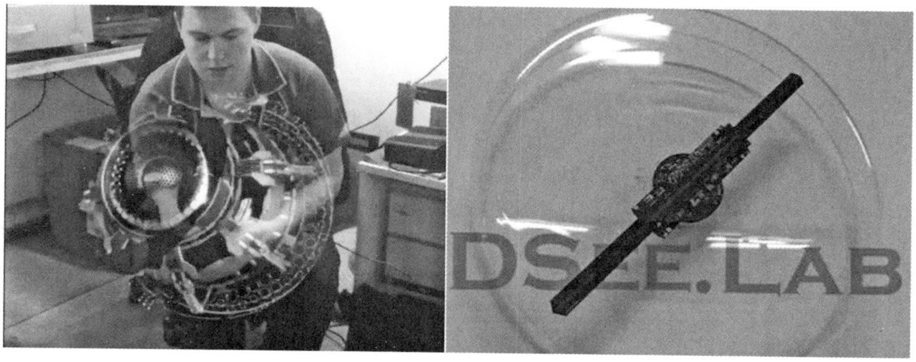

图16－1　“3D”炫酷电风扇（发明人为东南大学本科生）

不得不说，这个作品动起来以后起来确很炫酷，然而它原本的样子却是一根黑乎乎的棍子。这么黑乎乎一根棍子又如何能够显示出如此炫酷的效果呢？

原来，这个“黑棒子”在静止状态下就像一个四个叶片的“电风扇”，不过每一个叶片都是一根黑色的LED灯条，旋转起来以后由LED发光，以人眼对光线的视觉暂留原理来形成一幅动态的图画，由于没有边框，也没有固定的屏幕，看起来像是悬浮在空气中的图像。这个作品的原理就是POV显示，由于其吸引人们眼球的效果而常被用于广告。

16.1.2 POV显示原理

POV即英文persistence of vision一词的缩写，中文是“视觉暂留”的意思。

每当人的眼睛在观察物体之后，物体的映像会在视网膜上保留一段很短暂的时间。在这短暂的时间段里，当前面的视觉形象还没有完全消退，新的视觉形象又继续产生时，就会在人的大脑里形成连贯的视觉错觉。电影就是根据这一现象，以每秒24个画格的速度进行拍摄和放映，使一系列原本不动的连续变化画面，在人眼里产生连贯的活动错觉影像。

利用“视觉暂留”这一原理，我们可以通过发光体的运动，产生一系列运动轨迹的残留影像，达到飘浮在空中似的显示效果。而我们要做的，就是控制在运动中发光体按照一定的规律去发光，从而有目的地去产生视觉暂留图像。

发光体的不同的运动方式，成就了各种显示形态的POV。对于初学者，我们本次实验制作的项目，使用最简单的一种运动方式——摇摆往复式运动，以免涉及过于复杂的硬件和软件。

16.2 实验：POV显示之“再别康桥”

16.2.1 元器件清单及重要元器件简介

表16-1 “再别康桥”项目元器件清单

名　称	型　号	数　量
POV板	N/A	1
2×5双排线（灰排线）	N/A	1

本实验使用的POV板由9个LED组成。LED采用共阳极连接。它通过双排线与Arduino板连接，用它来现场演示视觉暂留效果。当POV板连接主板后，LED灯亮；当你轻轻地挥一挥手时，POV板将显示预设的文字或图像。

如果运用得当，它可以达到各种神奇的效果。

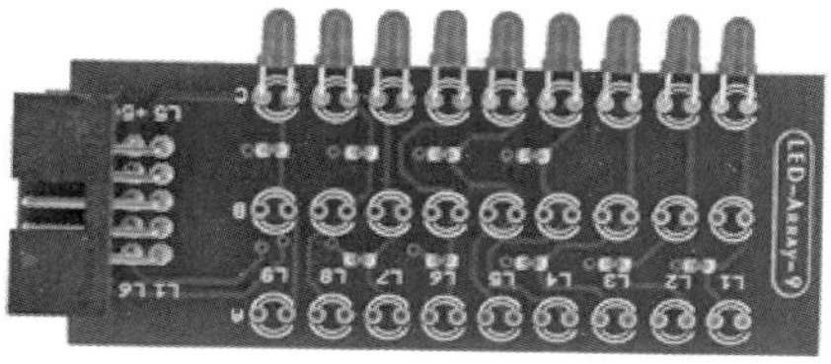

图 16－2　POV 板实物

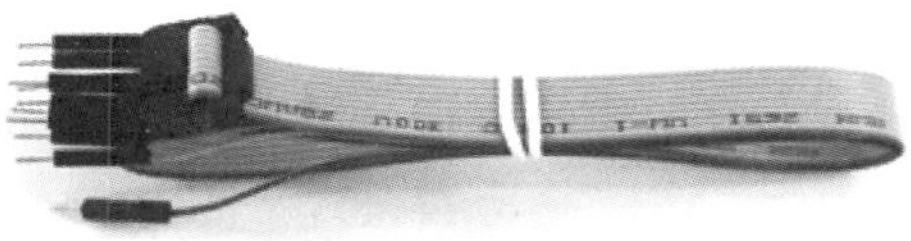

图 16－3　双排线实物

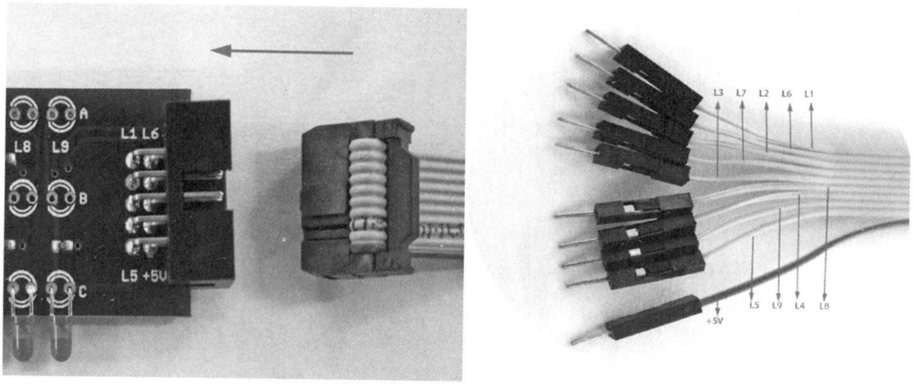

图 16－4　双排线（灰排线）与 POV 板的连接

如图 16－4 所示，将灰排线接上 POV 板（请注意插座的缺口对应插头的凸起）。排线与 POV 灯的对应关系为：红色对应 +5 V，从红色线旁边开始依次对应 L5、L9、L4、L8、L3、L7、L2、L6、L1。

与 UNO 板连接时，先将 POV 线红色的 +5 V 线插到 UNO 的 5 V 接口上，然后从 POV 的 红色线旁边 开始，依次分别连接 D2、D3、D4、D5、D6、D7、D8、D9、D10。如图 16－5 所示。

POV 的灯和 UNO 的引脚之间对应关系见表 16－2。

表 16－2　POV 板上 LED 灯与 UNO 板引脚之间的关系

POV 灯序号	UNO 引脚
L1	D10
L2	D8
L3	D6
L4	D4

续上表

POV 灯序号	UNO 引脚
L5	D2
L6	D9
L7	D7
L8	D5
L9	D3

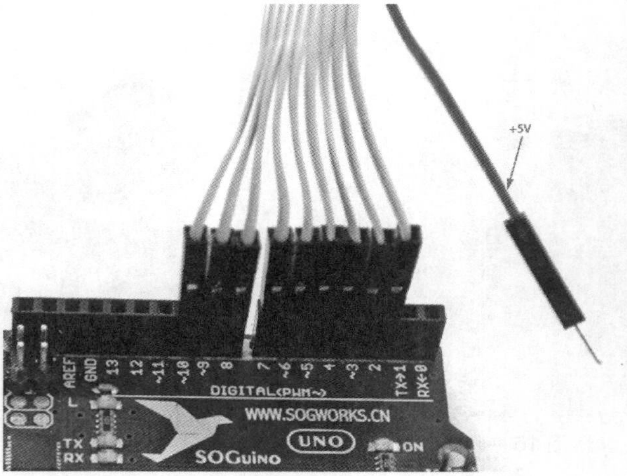

图 16－5　POV 板与 UNO 板连接

16. 2. 2　Arduino 编程知识

1. 宏定义#define 深度解析

Arduino 的宏定义与 C 语言的宏定义语法相同。在前面的学习中，我们已经了解了用宏定义定义常数的语法和用途，本次项目中我们将深度了解什么是宏定义。

C 语言不能直接被机器执行，从源码到可执行程序必须经过预处理、编译、汇编、链接等过程，才能生成可执行程序。

编译器本身的主要目的是编译源代码，将 C 的源代码转化成汇编代码。预处理器帮编译器做一些编译前的杂事。预处理阶段的主要工作：头文件包含（#include）；注释；条件编译（#if #elif #endif/#ifdef）；宏定义。

宏定义被预处理后：第一，宏定义语句本身不见了，编译器根本就不知道#define 宏；第二，typedef 重命名语言没变，typedef 是由编译器来处理的。

（1）宏定义的规则

①宏定义的解析规则：在预处理阶段由预处理器进行原封不动的替换；宏定义替换会递归进行，直到替换出来的值本身不再是某个宏为止。

②宏定义格式：第一部分是#dedine，第二部分是宏名，第三部分为剩下的全部东西。

③宏可以带参数（带参宏），带参宏的原理类似带参函数，在定义带参宏时，每个参数在宏体中引用时都必须加括号，最后整体再加括号，括号缺一不可。

宏定义示例1：求2个数中较大的一个：#define MAX（a，b）（（（a）>（b））?（a）:（b））（注意三目运算符的使用以及括号的使用）。

宏定义示例2：用宏定义表示一年中有多少秒：#define SEC_PER_YEAR（365*24*60*60UL）（当某个数字直接出现在程序中时，其类型默认是int；一年中的包括的秒数超过了int类型存储的范围，这里定义为无符号的长整数）。

（2）带参宏和带参函数的区别

①宏定义是在预处理期间处理的，而函数是在编译期间处理的；宏定义最终是在调用宏的地方把宏体原地展开，而函数是在调用函数处跳转到函数中去执行，执行完后再跳转回来；宏定义是原地（没有调用开销），而函数是跳转执行再返回（有较大的调用开销）；宏的优势是没有调用和传参开销，函数体很短可以用宏定义来替代，以提高效率。

②宏定义不会检查参数的类型，返回值也不会附带类型；函数有明确的参数类型和返回值类型，当我们调用函数时编译器会帮我们做参数的静态类型检查。

③宏和函数各优劣：若代码比较多，则用函数适合而且不影响效率（编译器会进行静态类型检查）；但若代码较短，则适合用带参宏（宏不会检查参数类型）。

本次实验中，我们使用了如下语句：

#define length_of (a) (sizeof (a) /sizeof (a [0])) //定义数组长度的宏

#define bitmap (a) a, length_of (a) //根据宏定义宏

根据宏定义的解析规则，在预处理过程中，这些宏定义将不存在，而是被解析替换。上述宏定义解析为：

凡是在语句中的 length_of (a) 将会被解析为 sizeof (a) /sizeof (a [0])，计算结果为 *a* 数组内的元素个数。于是 length_of (a) 等价于求数组 a 内元素的个数，即数组长度。

第二个宏定义实际上是用宏定义去进行宏定义，要经过两次解析。首先把 length_of (a) 替换为 sizeof (a) /sizeof (a [0])；然后将 bitmap (a) 替换为 a, sizeof (a) /sizeof (a [0])，即 bitmap (a) 被替换为 a, sizeof (a) /sizeof (a [0])。

经过上述定义后，在函数调用需要 *a* 和 *a* 的长度作为参数时，就能够直接用 bitmap (a) 代替这两个参数的输入。注意，这个宏定义连逗号“,”都包括了，预处理时会完整地被解析替换。

由此我们不难发现，宏定义其实只涉及解析和替换的预处理过程，不进行宏定义也是可以编写程序的，只不过由于经常在程序段中用到类似的字段，打字比较麻烦而且容易出错而已。另一方面，宏定义后，程序的可读性提高了很多，这样一来会显得非常“漂亮”。

(2) bitRead ()

读取一个数的一个位。

语法：

bitRead (x, n)

参数：

x：你要读取的那个数

n：你要读取的那个位，从最右边的位开始。

返回：

你要读的那个位的值（0 或 1）。

(3) x = condition? a：b;

condition? a：b 是三目运算符，表示若 condition 为真则取 a，若 condition 为假则取 b。

例如：

((a)>(b))?(a):(b);

上述语句表示：如果 $a>b$，则运算结果为 a，反之则运算结果为 b。其实这就是求 max（a，b）。注意括号的使用。

16.2.3 “再别康桥”项目电路和程序原理

“再别康桥”项目功能：

(1) 从串口就收命令。

(2) 根据串口发来的命令字执行以下方案：

0：连续显示“一片云”

1：分开显示“一”“片”“云”。

(3) 当挥动手时，从 POV 板显示上述效果，代表“挥一挥衣袖，不带走一片云彩”。

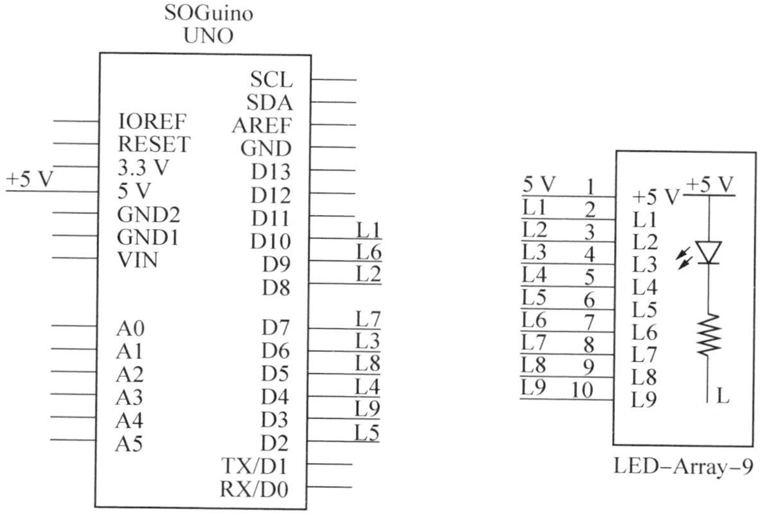

图 16-6 “再别康桥”电路原理

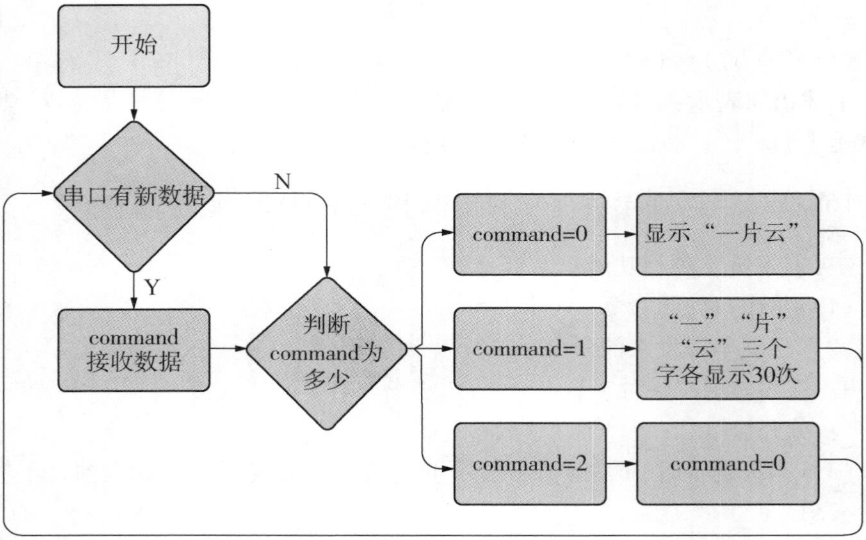

图 16－7 “再别康桥”主程序流程

程序示例：

```
//用宏定义#define 定义函数功能
#define length_of (a) (sizeof (a) /sizeof (a [0])) //定义去数组长度的宏
#define bitmap (a) a, length_of (a)            //根据宏定义宏
//LED 显示保持的时间
const byte HOLD_TIME =5;
//点阵图表
//定义空格 SPACE
byte SPACE [ ] =
{0x00, 0x00, 0x00, 0x00, 0x00, 0x00, 0x00, 0x00, 0x00};
// “一” 的点阵
byte Yi [ ] =
{0x00, 0x00, 0x00, 0x00, 0xFF, 0x00, 0x00, 0x00, 0x00};
// “片” 的点阵
byte Pian [ ] =
```

```
{0x00, 0x44, 0x44, 0x7C, 0x40, 0x7E, 0x44, 0x44, 0x44};
// "云"的点阵
byte Yun [] =
{0x3C, 0x00, 0x00, 0x7E, 0x10, 0x20, 0x42, 0x7E, 0x00};
// led_pins [] = {L1, L2, L3, L4, L5, L6, L7, L8, L9};
L1对应数字引脚6, L2对应数字引脚7, 其他的以此类推
int led_pins [] = {10, 8, 6, 4, 2, 9, 7, 5, 3};      //定义对应
的LED引脚
void setup () {
    for (int i=0; i < 9; i++) {  //初始化LEDA对应的9个
引脚
        pinMode (led_pins [i], OUTPUT);
    }
    Serial.begin (9600);   //初始化串口
}
void loop () {
    static int command=0;
    if ( Serial.available () >0 ) {         //检测串口接收缓
存器中是否有数据
        command = Serial.parseInt ();      //将命令字存放在
command中
    }
    switch (command) {  //根据命令字执行
        case 0:  //命令字为0
            showLEDA (bitmap (Yi), 1);   //显示"一片云"
            showLEDA (bitmap (SPACE), 1);
            showLEDA (bitmap (Pian), 1);
            showLEDA (bitmap (SPACE), 1);
            showLEDA (bitmap (Yun), 1);
            showLEDA (bitmap (SPACE), 1);
            break;
```

```
    case 1:  //命令字为1
        for (int i=0; i<30; i++) {          //显示30次"一"
            showLEDA (bitmap (Yi), 1);
    delay (1);
        }
        for (int i=0; i<30; i++) {          //显示30次"片"
            showLEDA (bitmap (Pian), 1);
    delay (1);
        }
        for (int i=0; i<30; i++) {          //显示30次"云"
            showLEDA (bitmap (Yun), 1);
    delay (1);
        }
        break;
          default:
              command=0;
      }
  }

  //LEDA阵列显示程序，输入参数为要显示的点阵，点阵数组长度，以及显示方式
  //solid为1为正常显示，solid为0为反相显示
  void showLEDA (byte dots [], int n, boolean solid) {
        boolean pin_status;
      for (int j=0; j<8; j++) {
          for (int i=0; i<n; i++) {
              pin_status=solid ? ! bitRead (dots [i], j): bitRead (dots [i], j);
              /* 上句的等效语句，根据solid值来调整显示方式
                if (solid) {
                    pin_status=! bitRead (dots [i], j);
```

```
                }
                else {
                    pin_status = bitRead (dots [i], j);
                }
              */
              digitalWrite (led_pins [i], pin_status );
          }
          delay (HOLD_TIME);
      }
  }
```

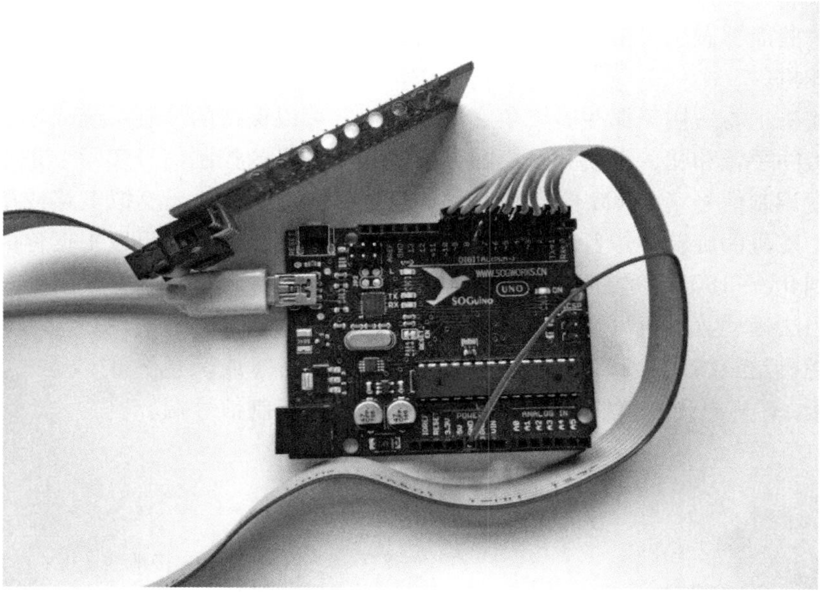

图 16－8 “再别康桥”项目原型（挥动时才能显示文字）

思考题：

1. 如何显示图形？实现你的创意。

2. 思考如何得到更加炫酷的显示效果（如显示更精密的图形甚至显示动画）。有兴趣的同学可以登录开源社区查找相应的开源项目资源。

第 17 章

舵机控制原理及应用——“三打白骨精”项目制作

17.1　舵机简介

舵机（图 17－1）是一种位置（角度）伺服的驱动器，适用于那些需要角度不断变化并可以保持的控制系统。目前，舵机在高档遥控玩具（如飞机、潜艇模型，遥控机器人）中已经得到了普遍应用。在 Arduino 造物中，当我们制作一些能够做出较精准动作的机器人、机械臂等原型机时，不可避免地需要用到舵机。

舵机主要适用于那些需要角度不断变化并可以保持的控制系统，比如人形机器人的手臂和腿，车模和航模的方向控制。舵机的控制信号实际上是一个脉冲宽度调制信号（ PWM 信号)，该信号可由 FP-GA 器件、模拟电路或单片机产生。舵机的旋转不像普通电机那样只是古板地转圈圈，它可以根据你的指令旋转到 0° ～180°之间的任意角度然后精准地停下来。如果你想让某个东西按你的想法运动，舵机可是个不错的选择，它控制方便、容易实现。

舵机是三线的接口。如图 17－2 所示，棕色（或黑色）的线是接地线，红线接 +5 V 电压，黄线（或是白色或橙色）接控制信号端。

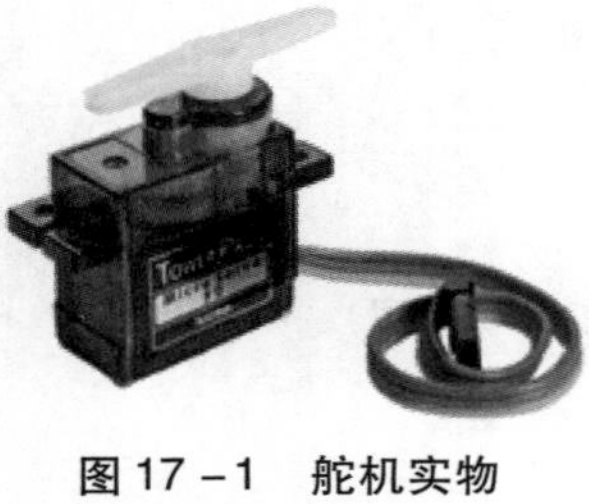

图 17－1　舵机实物

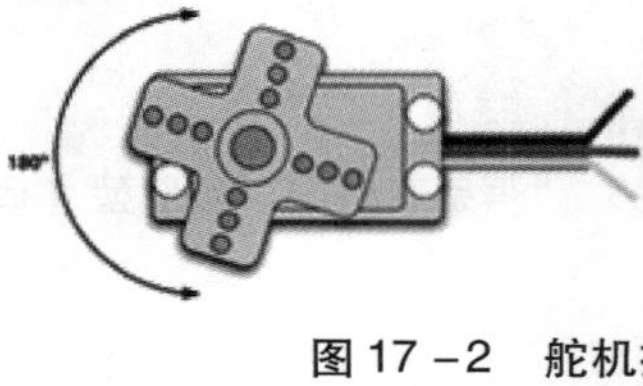

图 17－2　舵机接口定义

舵机的控制信号是周期为 20 ms 的脉宽调制（PWM）信号，其中脉冲宽度从 0.5 ～2.5 ms，相对应的舵盘位置为 0°～180°。也就是说，给它提供一定的脉宽，它的输出轴就会保持一定对应角度上，无论外界转矩怎么改变，直到给它提供一个另外宽度的脉冲信号，它才会改变输出角度到新的对应位置上。了解了这个原则，我们就可以使用舵机了。

17.2　舵机控制实验：“三打白骨精”项目制作

17.2.1　元器件清单

表17－1　“三打白骨精”项目元器件清单

名　称	型　号	数　量
舵机及其配件	N/A	1
液晶屏	LCD1602	1
超声波模块	HC-SR04	1
电位器	100 kΩ	1
钓鱼竿/金箍棒	N/A	2

17.2.2　Arduino编程知识

知道了舵机的原理后，我们可以用PWM信号驱动舵机转动，但这对于业余爱好者而言还是比较复杂。因为舵机经常被用到，所以Arduino自带舵机库函数，供人们直接调用。

Arduino自带的Servo函数及其常用语句介绍：

（1）attach（接口）——设定舵机的接口，只有9或10接口可利用。

（2）write（角度）——用于设定舵机旋转角度的语句，可设定的角度范围是0°～180°。

（3）read（）——用于读取舵机角度的语句，可理解为读取最后一条write（）命令中的值。

（4）attached（）——判断舵机参数是否已发送到舵机所在接口。

（5）detach（）——使舵机与其接口分离，该接口（9或10）可继续被用作PWM接口。

（6）writeMicroseconds（）——这个函数对于360°舵机的作用就是write（）函数的模拟版，［1000，2000］对应［0°，180°］。比如，writeMicroseconds（1500）相当于write（90），舵机不动。对于180°舵机，一般来说1000是完全

逆时针旋转后的位置，2000 是完全顺时针旋转的位置，1500 在中间。注意有些制造商并不完全遵守这个标准，因此舵机经常会对 700～2300 之间的数值产生反应。实际数值可以自己试试。

以上语句的书写格式均为“舵机变量名．具体语句（）”。例如：myservo. attach（9）。

注意：

（1）需要首先加载库函数。可以直接在 Arduino 软件菜单栏单击 Sketch > Importlibrary > Servo，调用 Servo 函数，也可以直接输入“#include <Servo. h >”。

（2）定义舵机变量后才能调用库函数，调用的格式为“舵机变量名．具体语句（）”，如“myservo. write（90）；//myservo 旋转 90 度”。

（3）定义多个舵机变量就可以控制多个舵机。控制不同的舵机在调用舵机库函数要进行相应的变化。

例如，我们定义两个舵机，用：

Servo myservo1；

Servo myservo2；

那么初始化的时候就要用：

myservo1. attach（9）；

myservo2. attach（10）；

最后使用舵机的语句也要修改：

myservo1. write（Ang）；

myservo2. write（Ang）；

17. 2. 3 “三打白骨精”项目电路和程序原理

“三打白骨精”项目功能：

（1）用超声测距模块来检测“白骨精”靠近。

（2）当距离小于门限时，启动舵机所带的“金箍棒”打三下。

（3）距离靠得越近，相邻三下击打的间隔就越小，反之间隔越大。

（4）在液晶屏幕上显示孙悟空的吆喝，三句台词如下，根据随机数选择一个显示（字库中缺少某些汉字，用谐音或拼音代替）：

①妖井（精），休 De（得）无理；

②打小白打小白；

③吃 an（俺）老孙一 Bang（棒）。

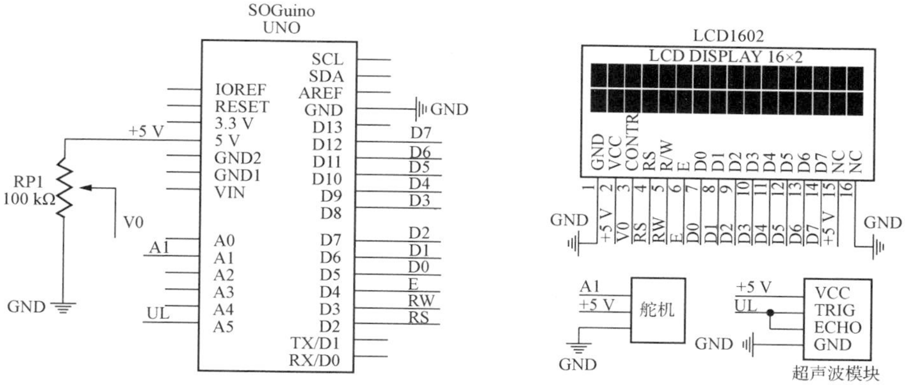

图 17－3 “三打白骨精”项目电路原理

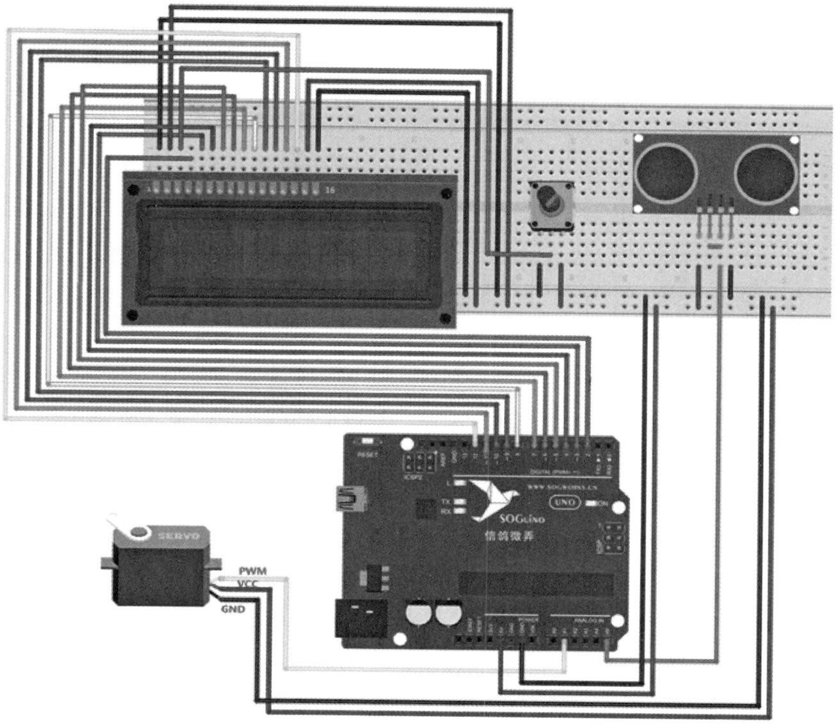

图 17－4 “三打白骨精”项目面包板实物连接

注：舵机有 3 跟引线，黄色为 PWM 控制线，红色为电源 VCC，黑色或棕色为 GND。

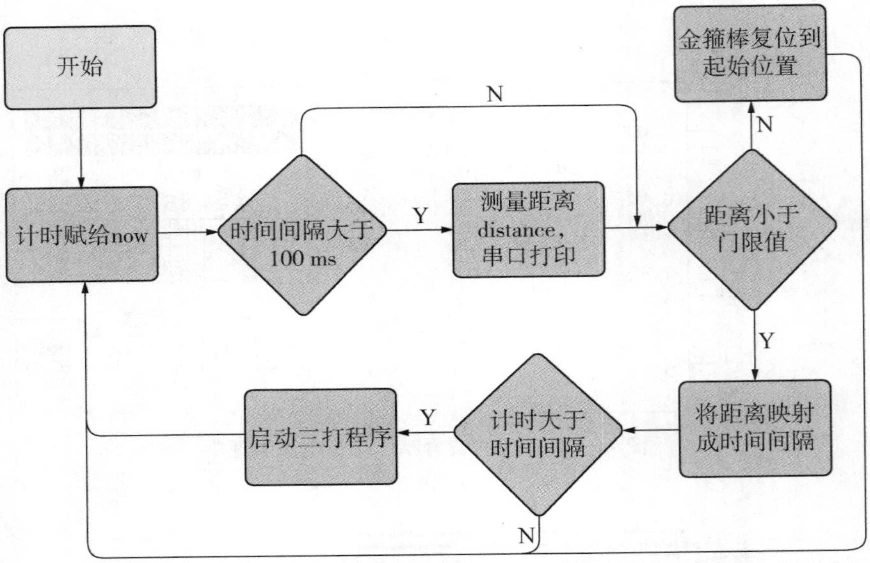

图 17-5 “三打白骨精”主程序流程

程序示例：

```
#include <Servo.h>          //添加舵机库
#include <Ultrasonic.h>     //添加超声波模块库
#include <LiquidCrystal.h>       //添加液晶库
#include " monkey_zk.h"      //添加“三打白骨精” 项目字库

const int TH = 40;         //检测的距离阈值，单位为 cm

int ul_pin = A5;        //超声模块连接在 A5
int servo_pin = A1;              //舵机连接在 A1

//LiquidCrystal (rs, rw, enable, d0, d1, d2, d3, d4, d5, d6, d7)
LiquidCrystal   lcd (2, 3, 4, 5, 6, 7, 8, 9, 10, 11, 12); //
定义液晶实例
```

```
Ultrasonic ul (ul_pin);          //定义 Ultrasonic 实例
Servo myservo;                   //定义 Servo 实例

#define length_of (a)    (sizeof (a) /sizeof (a [0]) ) //宏定义，计算数组成员个数

unsigned long now =0;            //当前时间变量
unsigned long last = 0;          //上次金箍棒动作的时间，相隔100 ms 才做下次动作
unsigned long last1 =0;          //上次测距时间，相隔 100 ms 才进行下次测量
unsigned long last2 =0;          //上次“三打”的时间，两次间隔时间根据测距结果决定

boolean reverse =false;          //金箍棒是向前打还是向回收缩
int angle =180;                  //舵机要转动的角度变量
int cn_length =0;                //孙悟空台词的长度
int index =0;                    //三句台词选择哪一个的变量，0～2 种取值
int cg =0;                       //CGRAM 指针，0～7 有效
int distance =0;                 //距离值，单位为 cm
int interval;                    //“三打”间隔时间，单位为 ms

void setup () {
    lcd. begin (16, 2);          //初始化液晶模块
    lcd. print ("lcd begin");
    Serial. begin (9600);        //初始化串口
    myservo. attach (servo_pin); //初始化舵机
    myservo. write (180);        //初始化金箍棒到起始位角度
    delay (500);
  lcd. clear ();
    last = millis ();
```

```
        last1 = last;
        last2 = last;
        randomSeed (analogRead (A4));          //读取模拟悬空脚，设定随机数种子
    }

    void loop () {
        now = millis ();
        if (now - last1 > 100) {          //每 100 ms 才测试一次距离
            distance = ul. MeasureInCentimeters ();    //测得距离
            Serial. print (distance);          //把测试的距离值通过串口打印
            Serial. println (" cm");
            last1 = now;
        }
        if (distance < TH) {          //如果距离小于门限值，才进入主流程
    //两次“三打”间隔时间与距离成正比，距离远，间隔长，距离近，间隔段；在 1～2 s 之间变化
            interval = map (distance, 0, TH, 1000, 2000);
            now = millis ();
            if (now - last2 > interval) { //如果时间到了间隔时间，则启动三打流程
                last2 = now;
                index = random (0, 3);          //随机数，3 句台词选一句
                //根据随机数得到 对应的数组成员数
                switch (index) {
                case 0:
                    cn_length = length_of (line0);
                    break;
```

```
                case 1:
                    cn_length = length_of (line1);
                    break;
                case 2:
                    cn_length = length_of (line2);
                    break;
                }
                hit3 ();    //三打子函数
                myservo.write (180);    //打完三下，金箍棒归位
            }
        }
        else {
            myservo.write (180);    //如果没有白骨精，金箍棒就在起始位
        }
    }

    //三打函数
    void hit3 () {
        int i = 0;
        while (i < 6) {  //打三下的同时，要显示中文
            now = millis ();
            if (now - last > 100) {  //每隔100 ms的时候，改变金箍棒方向
                ++i;
                last = now;
                reverse = ! reverse;
                angle = reverse? 90: 0;    //如果向前则角度为0，如果收缩角度为90
                myservo.write (angle);    //操作舵机到指定角度
            }
```

```
            lcd. setCursor (0, 0);    //在液晶上显示孙悟空的台词
            dispCNL (lines [index], cn_length);
        }
        lcd. setCursor (0, 0);
        lcd. print ("                   ");    //清屏
    }


    //中文在液晶上显示的函数
    void dispCNL (byte *p [], int length) {
        for (int col =0; length >0; col + +, length - -) {
            if (col > =8) lcd. setCursor (col -8, 0); //先清屏再写
新数据
            else          lcd. setCursor (col +8, 0);
            lcd. print (" ");
            lcd. createChar (cg, p [cg]);      //在 CGRAM 中写入
自定义的字库
            lcd. setCursor (col, 0);           //在 LCD 第二行设定
光标
            lcd. write ( cg );                 //在 LCD 上显示该自
定义字模
            cg + +;   //CGRAM 指针向前移动一位
        }
        cg =0;   //CGRAM 指针清 0，准备下次操作
    }
```

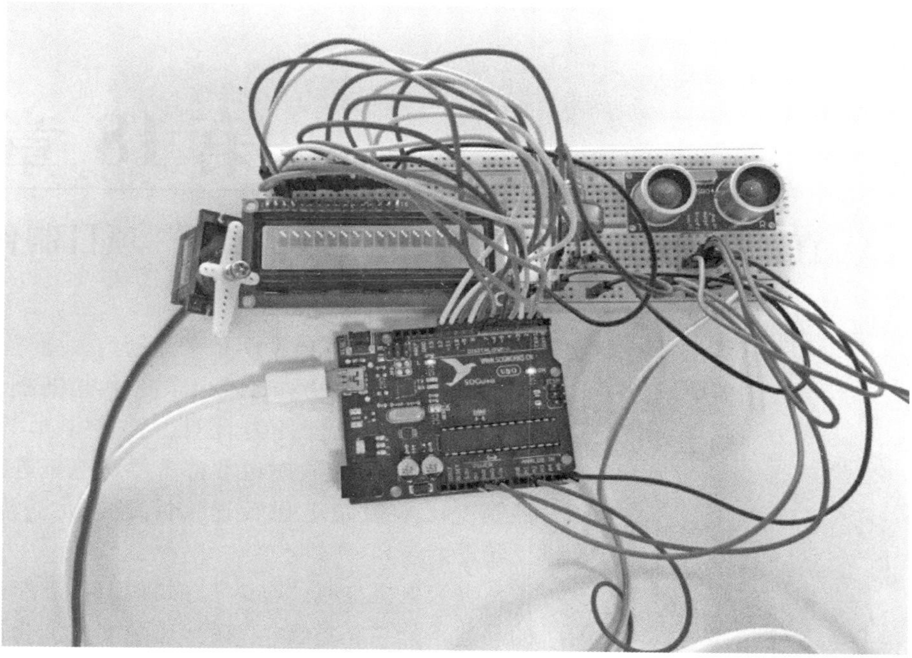

图 17-6 “三打白骨精”项目原型

思考题：

如何高效驱动多个舵机？请查找资料，记录解决方案。

第 18 章

直流电机驱动及应用——“金门大桥”项目制作

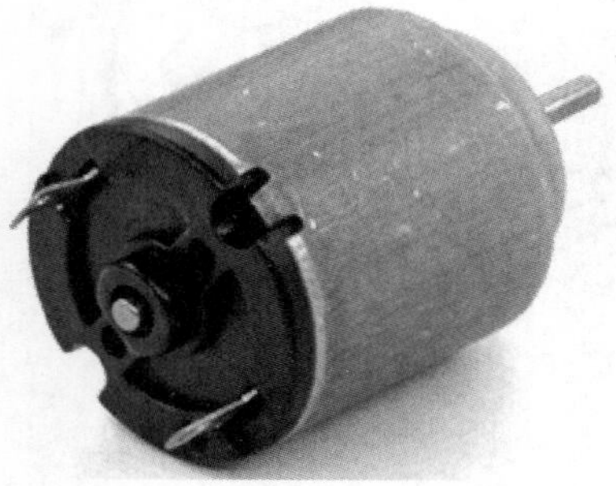

图 18－1　直流电机实物

我们常见的运动物体很多是由电机驱动的，比如电动车、各类玩具、智能小车等。我们在 Arduino 造物时也常常需要对电机进行控制，比如控制电机转速，控制电机正转、反转等。

直流电机也叫“马达”，如图 18－1 所示的马达不分“正负极”。在马达两端加上合适的直流电压就能让马达转动。如果你想让马达反转，只要将电压极性对换就可以了。能够对直流电机进行驱动和控制的电路，最简单也最常见的是 H 桥电路。

18.1　H 桥电路控制原理

图 18－2 显示了一个典型的直流电机控制电路。电路得名于其形状酷似字母 H。

如图 18－2 所示，H 桥式电机驱动电路包括 4 个三极管和 1 个电机。要使电机运转，必须导通对角线上的 1 对三极管。根据不同三极管对的导通情况，电流可能会从左至右或从右至左流过电机，从而控制电机的转向。如图 18－2 所示，当 Q1 管和 Q4 管导通时，电流就从电源正极经 Q1 从左至右穿过电机，然后再经 Q4 回到电源负极，该流向的电流将驱动电机往一个方向转动；当三极管 Q2 和 Q3 导通时，电流将从右至左流过电机，从而驱动电机沿另一方向转动。这就是 H 桥电路控制直流电机转向的原理。

前面我们学过 PWM 调光原理，类似地，当我们的输入电压是一个 PWM 信号时，就能实现对电机的调速。

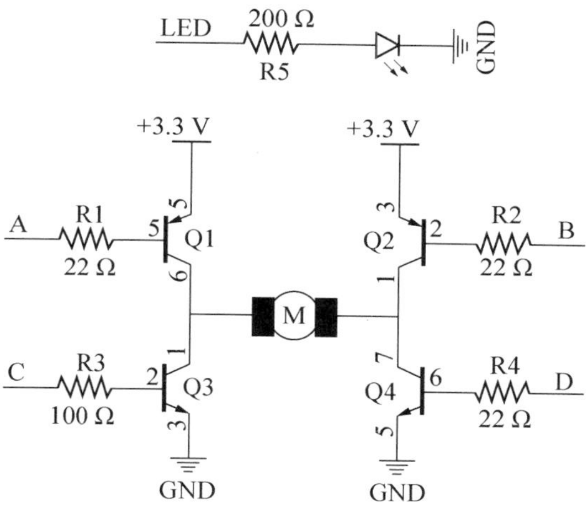

图 18－2　H 桥电路原理

18.2　直流电机驱动实验：“金门大桥”项目制作

18.2.1　元器件清单

表 18－1　“金门大桥”项目元器件清单

名　　称	型　　号	数　　量
直流电机	N/A	1
NPN 型三极管	8050	2
PNP 型三极管	8550	2
电阻	22 Ω	2
电阻	100 Ω	2
电阻	200 Ω	1
轻触开关	N/A	4
红色 LED	N/A	1
风扇叶片	N/A	1
带线鳄鱼夹	N/A	2

18.2.2 "金门大桥"项目电路和程序原理

"金门大桥"项目（本项目是大桥升起和降落的原型）功能：

(1) 用H桥电路来控制直流电机。

(2) 四个按钮功能分别为暂停、反向、减速、加速。

(3) 根据按钮输入，调整PWM的值，控制电机转动。

(4) 在串口上打印PWM值和转动方向。

注意：观察电机的转速，防止转速过高或者晶体管过热。

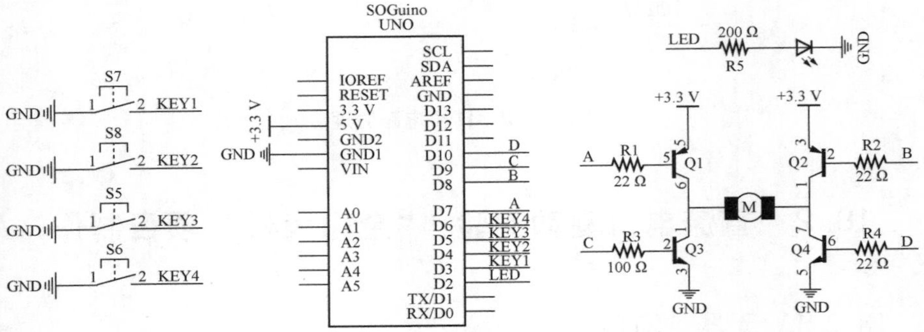

图18-3 "金门大桥"电路原理

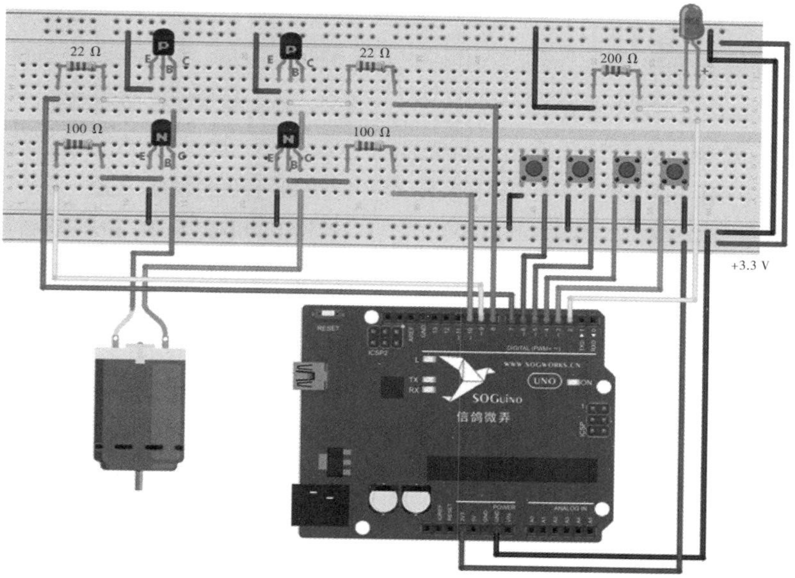

图 18－4　“金门大桥”项目面包板实物连接

注：（1）三极管 P 表示 PNP 三极管，实验中使用的是 8550。

（2）三极管 N 表示 NPN 三极管，实验中使用的是 8050。

（3）三极管有字符的一面正对自己，从左到右引脚分别表示 E、B、C。

（4）直流电机两个引脚不分正负。

（5）LED 长引脚表示正极，短引脚表示负极。

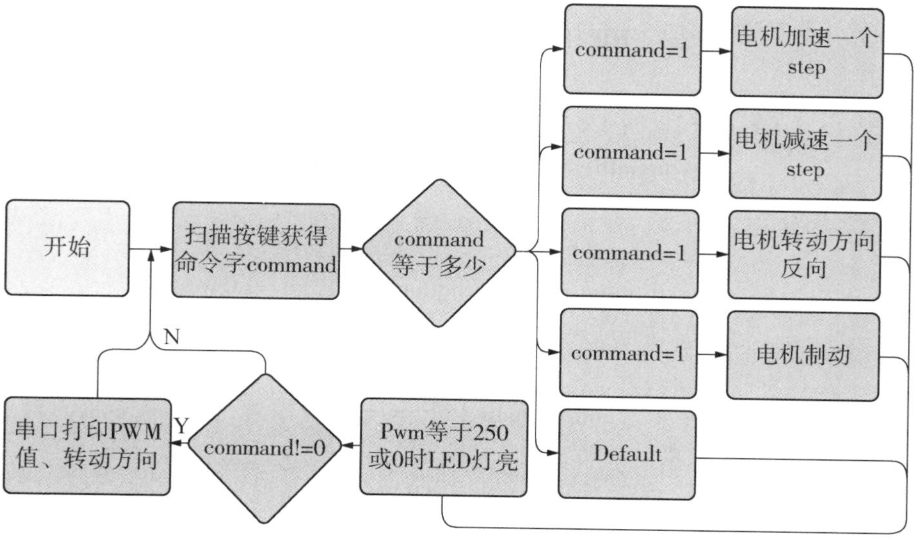

图 18－5　“金门大桥”项目主程序流程

程序示例：

```
const int STEP = 10;                    //调速的 PWM 步进量
//管脚映射
int led_pin = 2;                        //数字 2 引脚接 LED
int hb1 = 7;                            //hb1，hb2，hb3，hb4 分别接 H
桥的 4 个三极管
int hb2 = 8;          //hb1 与 hb4，hb2 与 hb3 各为一组通路
int hb3 = 9;
int hb4 = 10;
//数字 D3，D4，D5，D6 引脚接按键
//引脚 3 代表增速，引脚 4 表示减速，引脚 5 表示转动方向，引脚
6 代表制动
int button [4] = {3, 4, 5, 6};

//检测按键的函数
//返回值为按键序号 1～4，代表增速，减速，反向，制动
byte buttonScan () {
    byte command = 0;           //命令字变量
    static boolean button_state [4] = {        //4 个按钮的状态
        HIGH, HIGH, HIGH, HIGH          };

    for (int i = 0; i < 4; i + +) {        //有 4 个按键，循环检测
        if (digitalRead (button [i]) = = LOW ) {  //如果读取
按键为低电平
            delay (5);          //延时 5 ms 去抖动
            if (digitalRead (button [i]) = = LOW)
            button_state [i] = LOW;         //再次读取按键值
        }
        else if ( button_state [i] = = LOW ) {       //表示检测到
上升沿，有键按下
            button_state [i] = HIGH;
```

```
            command = i + 1;        //命令字为按键的序号 +1
        }
    }
    if (command ! =0) {        //有键按下，LED 灯亮 100 ms
        digitalWrite (led_pin, HIGH);
        delay (100);
        digitalWrite (led_pin, LOW);
    }
    return command;        //返回按键的序号
}
//电机控制函数,
//command 为命令字，1 为正传，2 为翻转，其他为制动;
//pwm_value 为电机调速的 PWM 值 0 - 255
void motorCtl (byte command, int pwm_value) {
    switch (command) {
    case 1:      //命令字为 1，电机正传，H 桥 1、4 两管导通，
2、3 两管截止
            digitalWrite (hb1, LOW);
            analogWrite (hb4, pwm_value);
            digitalWrite (hb2, HIGH);
            analogWrite (hb3, 0);
            break;
    case 2:      //命令字为 2，电机反传，H 桥 2、3 两管导通，
1、4 两管截止
            digitalWrite (hb2, LOW);
            analogWrite (hb3, pwm_value);
            digitalWrite (hb1, HIGH);
            analogWrite (hb4, 0);
            break;
    default:      //其他命令字，电机制动，H 桥 1、4 和 2、3 四
个晶体管都截止
```

```
            digitalWrite (hb1, HIGH);
            digitalWrite (hb2, HIGH);
            analogWrite (hb3, 0);
            analogWrite (hb4, 0);
        }
    }

    void setup () {
        pinMode (hb1, OUTPUT);                        //初始化各引脚
        pinMode (hb2, OUTPUT);                        //H 桥引脚 4 为
输出
        pinMode (hb3, OUTPUT);
        pinMode (hb4, OUTPUT);
        pinMode (led_pin, OUTPUT);                    //LED 灯引脚为
输出
        for (int j =3; j <7; j + +) {                 //将连接按键的 4
个引脚设置为上拉输入
            pinMode (j, INPUT_PULLUP);
        }
        Serial. begin (9600);                 //初始化串口
        motorCtl (0, 0);                 //电机初始化为制动状态
    }

    void loop () {
        byte command =0;                 //从按钮获得的命令字
        static byte motor_dir =1;              //电机转动方向
        static int motor_pwm =0;                   //电机调速的 PWM 值

        command = buttonScan ();                     //扫描按钮获得命
令字
        switch (command) {               //根据按钮进行处理
```

```
    case 1:              //按钮为1，电机加速一个步进量STEP
        motor_pwm += STEP;
        if (motor_pwm >= 250) {              //PWM最高到250
            motor_pwm = 250;
        }
        motorCtl (motor_dir, motor_pwm);    //控制电机转动
        break;
    case 2:     //按钮为2，电机减速一个步进量STEP
        motor_pwm -= STEP;
        if (motor_pwm <= 0) {              //PWM最低为0
            motor_pwm = 0;
        };
        motorCtl (motor_dir, motor_pwm);    //控制电机转动
        break;
    case 3:     //按钮为3，电机转动方向反转
        if (motor_dir == 1) motor_dir = 2;
        else if (motor_dir == 2) motor_dir = 1;
        delay (100);
        motorCtl (motor_dir, motor_pwm);    //控制电机转动
        break;
    case 4:     //按钮为4，控制电机制动，调速PWM清零
        motor_pwm = 0;
        motorCtl (command, motor_pwm);
        break;
    default:;
    }
    if (motor_pwm == 250 || motor_pwm == 0)
        digitalWrite (led_pin, HIGH);    //调速PWM为250或
0，LED灯亮
    else
        digitalWrite (led_pin, LOW);         //否则LED熄灭
```

```
        if (command! =0) {                          //如果有按键按下,
            Serial. print ("PWM =");                //串口打印一次 PWM
值和电机转动方向
            Serial. print (motor_pwm);
            Serial. print ("Motor Dir =");
            Serial. println (motor_dir);
        }
    }
```

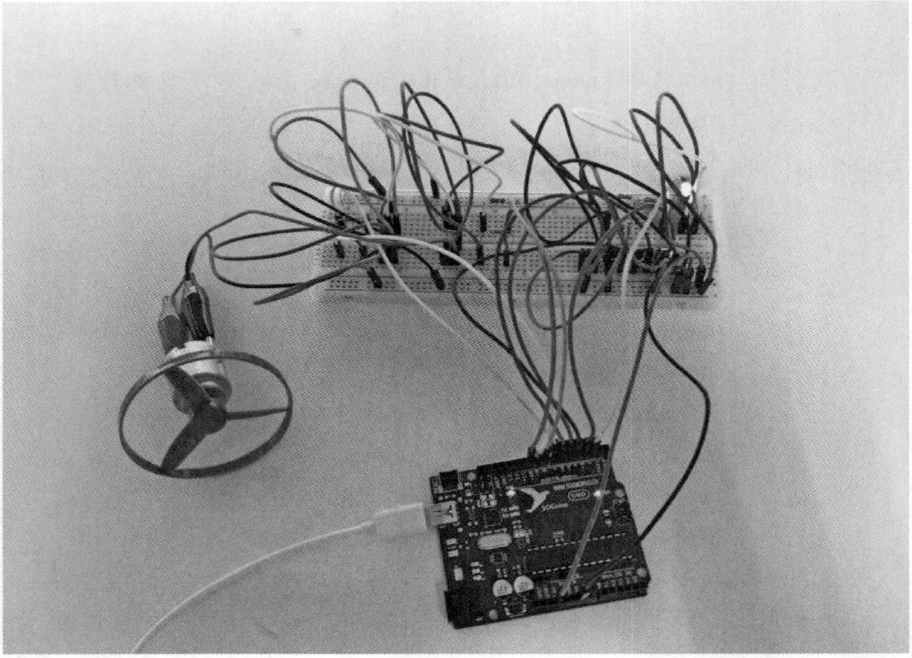

图 18-5 “金门大桥”原型机

思考题:

查找资料，思考如何用 Arduino 控制大功率电机。

附　录

Arduino 关键字

1. setup ( ) 初始化

在程序开始的时候调用 setup ( ) 函数。用该函数去初始化变量，引脚模式，开始使用数据库等。Arduino 开发板每次上电或复位之后 setup ( ) 函数只执行一次。

示例：

```
int buttonPin =3;
void setup ( )
{
Serial. begin (9600);
pinMode (buttonPin, INPUT);
}
void loop ( )
{
//…
}
```

有一定英文基础的朋友很容易知道上述程序的意思。第一行定义了一个引脚“buttonpin”，赋值为 3 即让 buttonpin 代表 3 号引脚。后面的 setup ( ) 函数，首先定义了 Arduino 开发板与电脑串口间的通信波特率为 9600，这是最常用的一种初始化。然后定义了引脚“buttonpin”（即 3 号引脚）的模式为输入 (INPUT)。

2. loop ( )

在创建 setup ( ) 函数之后，loop ( ) 函数就像它名字所暗示的一样，是循环连续地允许你的程序改变和做出响应，可以用该函数灵活的控制 Arduino 板子。

```
示例：
const  int  buttonPin =3；
//初始化串口和设置引脚的模式为 INPUT 模式
void setup（）
{
Serial. begin（9600）；
pinMode（buttonPin，INPUT）；
}
//每次循环的检查 buttonPin，并通过串口发送
void loop（）
{
if（digitalRead（buttonPin） = =HIGH）
Serial. write（'H'）；
else
Serial. write（'L'）；
delay（1000）；//延迟 1000 ms
}
```

这里的 digitalRead（buttonPin）即读取 buttonPin 的数字信号，如果这个信号为 HIGH，即高电平，就执行 Serial. write（'H'），即向串口写一个字符 H；否则执行 Serial. write（'L'），即向串口写一个字符 L；延迟 1 s 后重复执行上述操作。实际效果为每秒检测一次 buttonPin，并向串口发送其数字信号的状态。

3. if（条件）和 = =，！ =，<，>（比较的操作）

if，联合比较操作（= =，! =，<，>，< =，> =）一起用，判断一个或多个条件是否满足。例如一个变量大于一个常量，语法格式如下：

```
if（someVariable > 50）
{
//执行一些代码
```

```
}
if (x > 120) digitalWrite (LEDpin, HIGH);
```

看看变量 someVariable 是否大于50。如果是，这个程序执行一个特定的动作。换句话说，如果语句在括号中是真的，将运行在 { } 内的语句。如果不是，程序不执行 { } 内的代码，而去执行 { } 下面的代码。

{ } 可以省略，如果省略，下一行（由分号）成为唯一的条件语句，例如：

```
if (x > 120) digitalWrite (LEDpin、HIGH);
if (x > 120)
digitalWrite (LEDpin, HIGH);
if (x > 120) { digitalWrite (LEDpin, HIGH); }
if (x > 120) {
digitalWrite (LEDpin1, HIGH);
digitalWrite (LEDpin2, HIGH);
} //上面都是正确的
```

括号（）内的判断可以是一个或者多个比较操作。如：

x = =y (x 等于 y)

x ！ =y (x 不等于 y)

x < y (x 小于 y)

x > y (x 大于 y)

x < =y (x 小于等于 y)

x > =y (x 大于等于 y)

注意事项：不要写成一个等号的赋值操作，如 if (x =10)。单等号是赋值操作，是将 *x* 赋值为10。赋值后 *x* 等于10，那么 x =10 永远为真。要使用双等号，例如 if (x = =10)，这是比较运算符，测试是否 *x* 等于10。

if 还可以成为分支语句的一部分，即 if…else 结构。

4. if…else

```
if (表达式)
语句1;
else
语句2;
```

其语义是：如果表达式的值为真，则执行语句1，否则执行语句2。

例如：

```
if (pinFiveInput < 500)
```

```
{
//语句 1
}
else
{
//语句 2
}
```

当有多个分支选择时，可采用 if - else - if 语句，其一般形式为：if（表达式 1）语句 1；else if（表达式 2）语句 2；else if（表达式 3）语句 3；… else if（表达式 m）语句 m；else 语句 n；

其语义是：依次判断表达式的值，当出现某个值为真时，执行其对应的语句。然后跳到整个 if 语句之外继续执行程序。若所有的表达式均为假，则执行语句 n。然后继续执行后续程序。

```
if (pinFiveInput < 500)
{
//做 A 事情
}
else if (pinFiveInput > =1000)
{
//做 B 事情
}
else
{
//做 C 事情
}
```

else 总是与它前面最近的 if 配对。另一个方式来表达分支，互斥的方式，即 swich - case 语句。

5. for 语句

for 语句是用来循环一块语句（一个或多个或没有语句都行）的，这块语句在 { } 内。一个增量计数器经常被用来增加或者终止一个循环条件。for 语句可以应用到任何的循环操作，它经常和数组一起来操作采集到的数据/pin。

```
for (初始化; 条件; 增量) {
//statement (s);
}
```

初始化只执行一次。每次循环都要判断条件是否满足；如果为真，则执行{ }中的语句，接着执行 increment（x++），然后判断条件是否满足。当条件不满足时，循环结束。

示例：

```
//用 PWM 引脚使 LED 光渐变
int PWMpin = 10; //在引脚 10 上，LED 串联 470 Ω 电阻
void setup ()
{
//不需要设置
}
void loop ()
{
for (int i = 0; i <= 255; i++) {
analogWrite (PWMpin, i);
delay (10);
}
}
```

这里的第十引脚属于 PWM 调制（脉宽调制）模块，在上面串联一个 470 Ω 的电阻再连接一个 LED 灯，通过第十引脚输出脉宽调制信号，可以控制 LED 灯暗到亮连续变化并循环往复。这里的 analogWrite（PWMpin，i）函数，就是根据变量 *i* 的大小来决定 PWMpin 引脚（这里定义为第十引脚）的模拟信号脉宽调制波形。

C 语言的 for 循环比其他语言的 for 循环更灵活，包括 BASIC。三个元素的任何一个或者全部元素都可以省略，但是分号是必须要有的。初始化、条件、增量可以为：任何有效的 C 语言语句加上无关的变量，也可以用用 C 语言的任何数据结构包括 float（浮点），但是这样不寻常的语句可能会使程序出现罕见的奇怪的问题。例如：在增量中用乘法会产生一个对数增长趋势：

```
for (int x = 2; x < 100; x = x * 1.5) {
println (x);
}
```

结果：2，3，4，6，9，13，19，28，42，63，94。注意，这里 x 被定义为 int（整数）变量，所以小数部分被直接舍弃了。

6. switch/case 语句

就像 if 语句，switch...case 控制接下来的程序：在不同的条件下，允许程序员指定执行不同的代码。switch（var）中的 var 和 case 1 中的值是不是相同，相同就从该 case 一直执行下去（如果没有 break;），有 break 就结束该 switch...case 的语句，然后去执行后面的语句。如果所有的 case 中都没有匹配的值，就去执行 default 后面的语句，default 和其后面的语句是可以写也是可以不用写的。

语法：

```
switch（var）{
case label1：
//statements1
break；
case label2：
//statements2
break；
default：
//statements3
}
```

参数：

var：该变量的值来比较各种 label。

label：和 var 比较的一个值。当 var = label 时，就执行该 label 下的程序段。

示例：

```
switch（var）{
case 1：
语句 1；//当 var 的值为 1 时，执行语句 1
break；
```

```
case 2:
语句 2; //当 var 的值为 2 时，执行语句 2
break;
default:
语句 3; //若 var 的值都不匹配，则执行语句 3
//default 可以写也可以不写，是可选的
}
```

7. while 语句

while（表达式）是循环，除非里面的 <表达式> 不成立（即为假）时就结束该循环。有的时候是必须要改变 <表达式> 里面的条件，否则 while 就永远都会停止的。这样的代码可能出现在你的代码里：增量变量，或者外部的条件（检查一个传感器）。

语法：

```
while（表达式）{
//statement（s）
…..
}
```

参数：

表达式：是一个 boolean（布尔变量，即逻辑变量）的 C 语言的声明，用来判断是真还是假。

```
例：
var =0;
while（var < 200）{
var ++ ; //反复执行 200 次，效果：var 从 0 依次累加 1 直到 200 后跳出循环。
}
```

8. do…while 语句

do…while 和 while 循环方式一样，只是 do…while 是先执行，后判断，因

此 do 后的内容总是先执行的。

语法：

```
do
{
//statement block
} while (条件);
```

例：

```
do
{
delay (50); //等传感器稳定
x = readSensors (); //读取传感器值
} while (x < 100);
```

9. break 语句

break 是用来退出一个 do，for，或者 while 循环的，绕过正常的循环条件。它还经常用于退出一个 switch 语句。

示例：

```
for (x =0; x < 255; x + +)
{
digitalWrite (PWMpin, x);
sens = analogRead (sensorPin);
if (sens > threshold) { //跳出 for 循环，结束对 sensorPin 的检测
x =0;
break;
}
delay (50);
}
```

10. continue 语句

continue 语句跳过当前正在执行的本次循环（do，for，or while）。但是它不是完全跳出所有循环，它会继续通过检查条件表达式，然后继续执行循环中的语句。

示例：

```
for (x =0; x < 255; x + +)
{
if (x > 40 && x < 120) { //如果满足，则跳过当前正在执行循环，即下面的两条
//语句不会在这一次执行
continue;
}
digitalWrite (PWMpin, x);
delay (50);
}
```

11. return 语句

终止一个函数，如果需要的话可以返回一个值。

语法：

return;

return value; //两种形式都是有效的

参数：

value：任何变量或常数类型

示例：

checkSensor () 函数判断输入的上限值，大于上限 400 则返回 1，否则返回 0。

```
int checkSensor () {
if (analogRead (0) > 400) { return 1; } else { return 0; } }
```

return 关键字可以非常方便地测试一段代码而不需要“注释”大片可能有漏洞的代码。

```
void loop () {
//此处是一大片代码
return;
//此处是有漏洞的代码 (return 以后都此处代码不会执行)。
}
```

后　记

通过以上课程，我们掌握了各种基本知识，走出了成为创客的第一步，这是新的开始。作为世界上最大的开源硬件平台，互联网上有很多关于 Arduino 的开源社区，你可以去那些社区发现有趣的项目和有趣的人。这些社区非常多，让人眼花缭乱，这里推荐两个：一个是 instructables，一个是 github。

在 instructables 上，登陆网页后，搜索“Arduino”，你会搜到大量的项目，不仅图文并茂，有的还有详细的视频教程。这个网站社交功能也很强大，你很容易就能找到自己感兴趣的项目和自己喜欢的“大咖”。

而 github 是世界上最大的代码托管网站，在这里也可以找到你喜欢的开源项目。

找到你喜欢的开源项目之后，你可以先仿制，然后进行改进。因为是开源的，所以也不存在“盗版”和“山寨”的问题。不断地、反复地模仿和修改，你就能逐渐成为真正的创客“大咖”。